Mit freundlicher Empfehlung

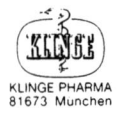

KLINGE PHARMA
81673 München

Altershypertonie und Begleiterkrankungen

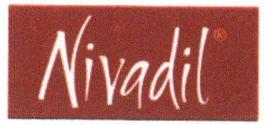

Prof. Dr. G.A.E. Rudolf, Münster
Prof. Dr. H. Vetter, Bonn
Priv.-Doz. Dr. B. Weißer, Bonn

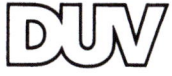 Springer Fachmedien Wiesbaden GmbH

Die Deutsche Bibliothek - CIP-Einheitsaufnahme

Rudolf, Gerhard A. E.:
Altershypertonie und Begleiterkrankungen / wiss. Autoren:
Rudolf; Vetter; Weisser. - Wiesbaden: Dt. Univ.-Verl., 1996
(DUV : Medizin)
NE: Vetter, Hans; Weisser, Burkhard.
ISBN 978-3-663-01654-0   ISBN 978-3-663-01653-3 (eBook)
DOI 10.1007/978-3-663-01653-3

Alle Rechte vorbehalten

© Springer Fachmedien Wiesbaden 1996
Ursprünglich erschienen bei Deutscher Universitäts Verlag, Wiesbaden 1996

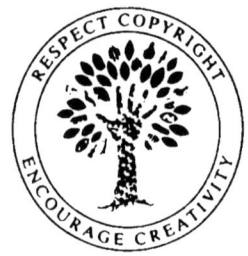

Das Werk einschließlich aller seiner Teile ist urheberrechtlich geschützt. Jede Verwertung außerhalb der engen Grenzen des Urheberrechtsgesetzes ist ohne Zustimmung des Verlags unzulässig und strafbar. Das gilt insbesondere für Vervielfältigungen, Übersetzungen, Mikroverfilmungen und die Einspeicherung und Verarbeitung in elektronischen Systemen.

Konzept und Realisation: Jürgen Weser, Gütersloh
Herstellung: Gütersloher Druckservice GmbH, Gütersloh
Gedruckt auf säurefreiem Papier

ISBN 978-3-663-01654-0

Inhaltsverzeichnis

1. Demographische Aspekte der arteriellen Hypertonie im Alter 5
1.1 Definition der Altershypertonie 5
1.2 Prävalenz der Altershypertonie 9
1.3 Pathogenese und Verlauf der essentiellen arteriellen Hypertonie in Relation zum Lebensalter 14
1.4 Inzidenz kardiovaskulärer Ereignisse in Relation zu Alter und Blutdruck 16

2. Pathophysiologie der Kreislaufregulation im Alter 19
2.1 Strukturelle Veränderungen von Herz und Gefäßwand im Alter 19
2.2 Die Rolle der Barorezeptorenreflexe im Alter 21
2.3 Änderungen des Vagotonus und des Sympathikotonus mit dem Lebensalter 23
2.4 Blutdruckamplitude und Blutdruckvariabilität beim älteren Hypertoniker 25
2.5 Regulation des Volumen- und Elektrolythaushaltes und der Nierenfunktion 27
2.6 Die Rolle des Renin-Angiotensin-Aldosteron-Systems 30
2.7 Sekundäre Hypertonie im Alter 31

3. Neurologisch-psychiatrische Störungen durch zerebrovaskuläre Veränderungen 33
3.1 Die Epidemiologie zerebrovaskulärer Erkrankungen 34
3.2 Zur Physiologie der Hirndurchblutung 36
3.3 Die Klinik der zerebralen Durchblutungsstörungen 37
3.4 Die Diagnostik der vaskulären Demenz 39

4. Ergebnisse der großen Studien zur Therapie der Altershypertonie 54
4.1 Zielsetzungen und Konzeption der Untersuchungen 54
4.2 Die ersten größeren Untersuchungen zur Altershypertonie aus den 80er Jahren 55
4.3 STOP-Hypertension-Studie (Swedish trial in old patients with hypertension) 58

4.4	SHEP(Systolic hypertension in the elderly program)-Studie	60
4.5	MRC(Medical Research Council)-Studie	61
4.6	Bewertung der Ergebnisse und offene Fragen	62

5. Diagnostik und Therapie der arteriellen Hypertonie im Alter 64

5.1	Diagnostik bei Altershypertonie	64
5.2	Behandlungsindikationen bei Altershypertonie	66
5.3	Nichtpharmakologische Allgemeinmaßnahmen	66
5.4	Anforderungen an eine praxisgerechte Pharmakotherapie der Altershypertonie	68
5.5	Pharmakokinetik im Alter	71
5.6	Pharmakodynamik von antihypertensiven Substanzen bei Altershypertonie	74
5.6.1	ACE(Angiotensin-Converting-Enzyme)-Hemmer	74
5.6.2	Kalzium-Antagonisten	76
5.6.3	Diuretika	79
5.6.4	Betarezeptorenblocker	82
5.6.5	Alpharezeptorenblocker	83
5.6.6	Zentral wirksame Substanzen	85
5.6.7	Weitere Therapiekonzepte	86

6. Begleiterkrankungen bei arterieller Hypertonie im Alter 87

6.1	Das metabolische Syndrom	87
6.2	Altershypertonie, Fettstoffwechselstörungen und Adipositas	88
6.3	Altershypertonie, Glukosetoleranzstörungen und Diabetes mellitus	92
6.4	Altershypertonie und Herz-Kreislauferkrankungen	93
6.4.1	Herzinsuffizienz und Hypertonie im Alter	93
6.4.2	Koronare Herzkrankheit und Hypertonie im Alter	96
6.4.3	Linksventrikuläre Hypertrophie bei Altershypertonie	98
6.4.4	Periphere arterielle Verschlußkrankheit	99
6.4.5	Orthostatische Dysregulation	101
6.5	Niereninsuffizienz und Altershypertonie	102
6.6	Chronische Lungenerkrankungen und Therapie der Hypertonie im Alter	104

7. Therapie neurologisch-psychiatrischer Ausfallserscheinungen bei Hypertonie im Alter 105

7.1	Akute zerebrale Gefäßinsulte (Ischämien)	105
7.2	Chronisch-progrediente zerebrale Durchblutungsstörungen	105

8. Stichwortverzeichnis 114

1. Demographische Aspekte der arteriellen Hypertonie im Alter

Im letzten Jahrhundert ist es in den Industrieländern zu dramatischen Veränderungen in der Altersstruktur der Bevölkerung gekommen. Bekannt sind die Veränderungen der früher streng pyramidenförmigen Altersverteilungen. Noch beeindruckender ist die Tatsache, daß von allen Menschen der Menschheitsgeschichte, die älter als 65 Jahre alt geworden sind, die Hälfte heute noch lebt.
Bis vor wenigen Jahrzehnten wurde ein erhöhter Blutdruck bei älteren Menschen für eine normale Alterserscheinung gehalten. Definitionen wie „normaler systolischer Blutdruck gleich 100 plus Lebensalter" waren noch bis vor wenigen Jahren akzeptiert.
In jüngster Zeit hat sich die medizinische Wissenschaft sehr viel differenzierter mit dem Problem der kardiovaskulären Risikofaktoren beschäftigt. Obwohl es richtig ist, daß das Alter an sich der wichtigste Risikofaktor für atherosklerotisch bedingte Herz-Kreislauferkrankungen ist, sind inzwischen auch genaue Grenzwerte für viele Risikofaktoren im Alter erarbeitet worden. Es hat sich gezeigt, daß die Mehrzahl der Altersrisikofaktoren sich wenig unterscheiden gegenüber den Definitionen bei jüngeren Erwachsenen. Besonders für die arterielle Hypertonie ist inzwischen bewiesen, daß auch bei sehr alten Patienten kein Grund für einen therapeutischen Nihilismus besteht [1, 2].

1.1 Definition der Altershypertonie

In den Studien zur Altershypertonie wird die Altersgrenze sehr unterschiedlich definiert. Es erscheint sinnvoll, eine Altersgrenze von 65 Jahren zu wählen, wenn von Altershypertonie gesprochen wird.
In den letzten Jahren ist es zu Kontroversen über eine genaue, allgemeingültige Definition der Hypertonie gekommen. Die Schwierigkeiten, eine wissenschaftlich fundierte Definition festzulegen, sind in den folgenden Problemen begründet.
Zunächst weist der Blutdruck wie viele andere biologische Parameter in großen Populationen eine kontinuierliche Verteilung auf. Es ist nicht möglich, aufgrund der Häufigkeitsverteilung der Blutdruckwerte eine ein-

Demographische Aspekte der arteriellen Hypertonie im Alter

deutige Grenze zwischen „Normotonikern" und „Hypertonikern" zu ziehen. Auch aufgrund des mit steigendem Blutdruck erhöhten kardiovaskulären Risikos läßt sich ein eindeutiger Grenzwert nicht bestimmen. Auch dieser Parameter zeigt einen kontinuierlichen Anstieg mit höheren Blutdruckwerten, mindestens ab einem diastolischen Wert von 90 mmHg ist jedoch das kardiovaskuläre Risiko signifikant erhöht.

Weiterhin besteht ein Unterschied zwischen der diagnostischen Definition einer arteriellen Hypertonie und den Blutdruckwerten, ab denen eine medikamentöse Therapie indiziert ist. Nebenwirkungen jeder Therapie bringen es mit sich, daß diese Grenzwerte höher sind als die diagnostische Definition. Erst mit höheren Blutdruckwerten wird das kardiovaskuläre Risiko größer als die möglichen schädlichen Nebenwirkungen einer medikamentösen Therapie. Auf die Indikation zur medikamentösen und nichtmedikamentösen Therapie wird im Kapitel Therapie genauer eingegangen.

Unbestritten ist jedoch, daß die Höhe der Normwerte für den Blutdruck unabhängig vom Alter ist. Erhöhte Blutdruckwerte (> 140/90 mmHg) sind zwar im Alter wesentlich häufiger, werden aber aufgrund des erhöhten kardiovaskulären Riskos deswegen trotzdem nicht als normal angesehen [3, 4].

Tab. 1: Definition der arteriellen Hypertonie (gültig für alle Altersstufen)

Diastolischer Blutdruck	
< 90 mmHg	normaler Blutdruck
90 - 104 mmHg	milde arterielle Hypertonie
105 - 114 mmHg	mittelschwere arterielle Hypertonie
> 115 mmHg	schwere arterielle Hypertonie
Systolischer Blutdruck (bei diast. Blutdruck < 90 mmHg)	
< 140 mmHg	normaler Blutdruck
140 - 159 mmHg	grenzwertige isolierte systolische Hypertonie
≥ 160 mmHg	isolierte systolische Hypertonie

Definition der Altershypertonie

Nach der neueren Definition der WHO und der verschiedenen nationalen Gesellschaften für Hypertonie ist die Bezeichnung des Bereiches von 90 bis 94 mmHg als Grenzwerthypertonie abgeschafft [4, 5]. Während eine isolierte diastolische Hypertonie sehr selten ist, kann eine isolierte systolische Hypertonie im Alter (Verlust der Windkesselfunktion) sowie bei kardiovaskulären (Aortenklappeninsuffizienz) oder endokrinen Hypertonieformen (Hyperthyreose) auftreten. Bei normalen diastolischen Blutdruckwerten wird bei systolischen Werten von 140 - 159 mmHg von einer grenzwertigen isolierten systolischen Hypertonie gesprochen. Darüberliegende Werte werden als isolierte systolische Hypertonie bezeichnet [1].
Die erwähnten diastolischen Blutdruckwerte beziehen sich auf wiederholt kontrollierte Praxismessungen. Die Blutdruckmessung sollte im Sitzen nach einer Ruhephase von mindestens 10 Min. durchgeführt werden. Es ist bekannt, daß allein durch eine häufige Wiederholung von Blutdruckmessungen bei aufeinanderfolgenden Praxisbesuchen der Blutdruck sinkt. Ebenso liegen die Blutdruckwerte, die durch nichtärztliches Personal gemessen werden, im Schnitt etwa 5 mmHg niedriger. Es ist wichtig, die Blutdruckmessung unter standardisierten Bedingungen durchzuführen. Für die Patienten unangenehme oder aufregende Randbedingungen (etwa die Frage: „Haben Sie endlich das Rauchen aufgegeben?") sind zu vermeiden. Bei älteren Patienten gilt, daß zu jeder Blutdruckmessung eine Messung nach 2 Min. im Stehen gehört. Dies ist insbesondere bei der Überprüfung von antihypertensiver Therapie wichtig, da die Häufigkeit von orthostatischer Hypotonie im Alter zunimmt. International verbindliche Grenzwerte für Selbstmessungen (Heimblutdruckmessungen) und ambulante 24 Std.-Messungen liegen noch nicht vor. Aus praktischen Gründen muß davon ausgegangen werden, daß für diese Methoden niedrigere Grenzwerte zwischen normalen und erhöhten Blutdruckwerten gelten [6-12].
Eine weitere Möglichkeit, den Schweregrad der arteriellen Hypertonie

Tab. 2: WHO-Stadien der Hypertonie

Stadium I	**Hypertonie ohne Organveränderungen**
Stadium II	**Hypertonie mit leichten Organveränderungen** Linksventrikuläre Hypertrophie, hypertensive Retinopathie St. I/II, Proteinurie
Stadium III	**Hypertonie mit schweren Organschäden** Linksherzinsuffizienz, hypertensive Retinopathie St. III/IV, Niereninsuffizienz, zerebrale Komplikationen

zu definieren, ist die Einteilung nach bereits eingetretener Organschädigung. Diese Stadieneinteilung der Weltgesundheitsorganisation (WHO) ist aus Tab. 2 zu ersehen.

> Fazit für die Praxis: Auch bei älteren Hypertonikern gelten die gleichen international akzeptierten Grenzwerte (140/90 mmHg), einzig der Bereich einer isolierten systolischen Druckerhöhung zwischen 140 und 160 mmHg kann beim älteren Patienten noch als grenzwertig angesehen werden.

Literatur

1. Greminger P, Vetter W. Altershypertonie: Definition, Behandlungsindikation und Abklärungsgang. Schweiz Rundsch Med Prax 84, 44: 1252.
2. Vetter W, Greminger P. Hypertoniebehandlung bei älteren Patienten. Schweiz Rundsch Med Praxis 84, 44: 1277.
3. 1988 Joint National Committee: The 1988 Report of the Joint National Committee on Detection, Evaluation, and Treatment of High Blood Pressure. Arch Intern Med 1988; 148: 1023-1038.
4. Joint National Committee on Detection, Evaluation, and Treatment of High Blood Pressure: The fifth report. Arch Intern Med 153: 154, 1993.
5. Memorandum from WHO/ISH: 1986 Guidelines for the Treatment of Mild Hypertension. Hypertension 1986; 8: 957-961.
6. Weisser B, Grüne S, Burger R, Blickensdorfer H, Iseli J, Michelsen SH, Opravil R, Rageth S, Sturzenegger ER, Walker, Widmer W, Vetter W. The Dübendorf study: a population-based investigation on normal values of blood pressure self-measurement. J Hum Hypertens 1994, 8: 227-231.
7. Weisser B, Mengden T, Grüne S, Spühler T, Vetter W. Blutdruckselbstmessung: normale und pathologische Werte. Schweiz Rundsch Med Prax 1992, 81 (5): 111-114.
8. Weisser B, Mengden T, Vetter W. Ambulatory twenty-four-hour blood pressure measurement in pharmacological studies. J Hypertens, 1990, 8 (suppl 6): 87-92.
9. Mengden T, Binswanger B, Grüne S, Spühler T, Weisser B, Vetter W. Sind die Tage des Quecksilbersphygmomanometers gezählt? Schweiz Rundsch Med Praxis 1992, 5: 96-102.
10. Mengden T, Vetter W. Ambulatory 24-hour blood pressure vs self measured blood pressure in pharmacological trials. J Cardiovasc Pharmacol 1994, 24 (suppl 2): 20-25.
11. James GD, Pickering TG, Yee LS, Harshfield GA, Riva S, Laragh JH. The reproducibility of average ambulatory, home and clinic pressures. Hypertension 1988, 11: 545-549.
12. Marolf AP, Hany S, Bättig B, Vetter W. Comparison of casual, ambulatory and self-measured blood pressure. Nephron 1987, 47 (suppl 1): 142-145.

1.2 Prävalenz der Altershypertonie

Es wurde bereits erwähnt, daß die arterielle Hypertonie im Alter wesentlich häufiger als bei jüngeren Erwachsenen vorkommt [1-3]. Bei der Untersuchung des systolischen Blutdrucks ist ein kontinuierlicher Anstieg mit dem Alter festzustellen. Auch der durchschnittliche diastolische Blutdruck steigt mit dem Alter bis etwa zur 6. Lebensdekade an. Er erreicht im Mittel bei 60jährigen die höchsten Werte, um danach wieder etwas abzufallen [1]. Die durchschnittlichen Werte für systolischen und diastolischen Blutdruck, wie sie in der Framingham-Studie gemessen wurden, sind aus Abb. 1 und 2 zu ersehen. Sowohl mit der Kohortenmethode (Verfolgen eines Untersuchungskollektivs über einen längeren Untersuchungszeitraum) als auch mit der Querschnittsmethode (Messung in allen Altersgruppen zu einem definierten Zeitpunkt) ist der beschriebene Trend festzustellen. Einzig bei den Männern in der Querschnittsuntersuchung scheint der systolische Blutdruck im Alter nicht weiter anzusteigen. Diese Tatsache kann jedoch auch darin begründet sein, daß die Individuen mit sehr hohen systolischen Drücken früher sterben und es so zu einer statistischen Verfälschung kommt.

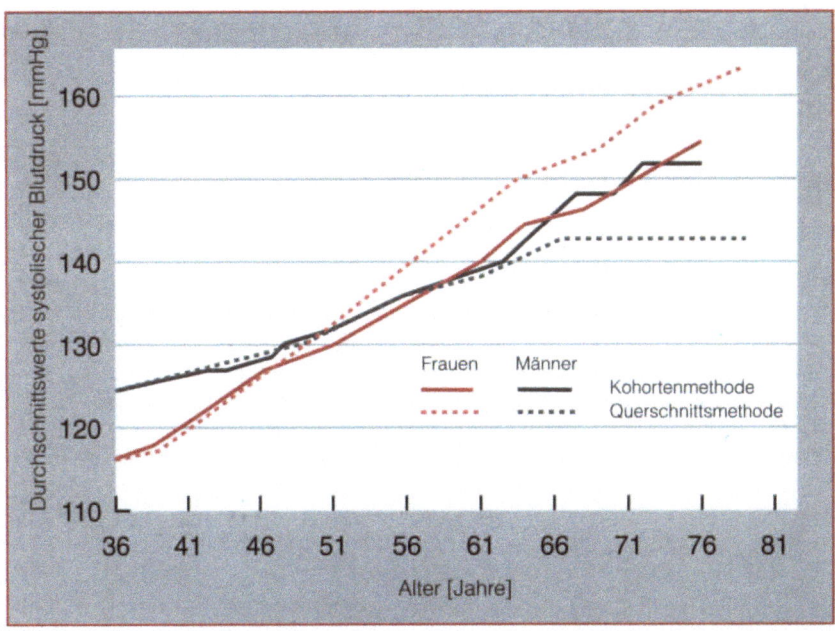

Abb. 1: *Systolischer Blutdruck in Abhängigkeit vom Alter in der Framingham-Studie [1]*

Demographische Aspekte der arteriellen Hypertonie im Alter

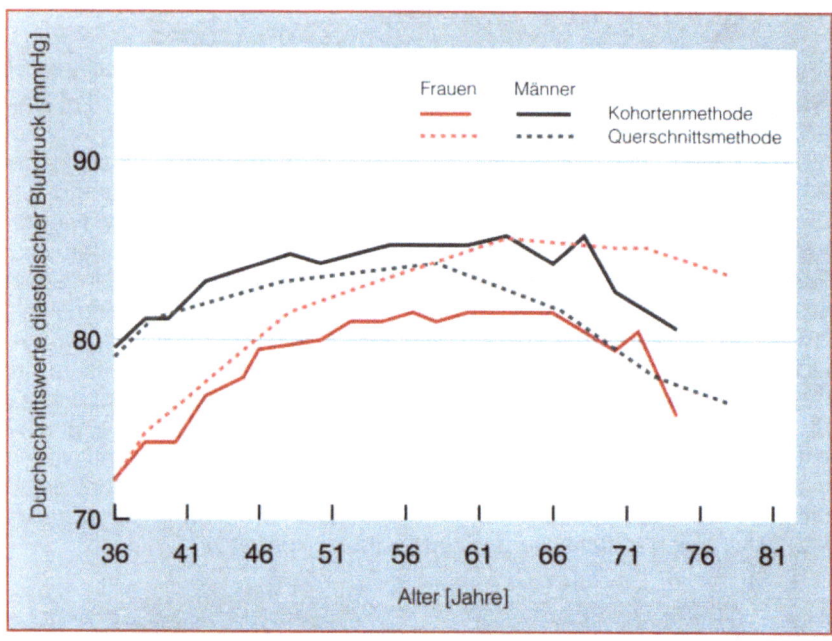

Abb 2: Diastolischer Blutdruck in Abhängigkeit vom Alter in der Framingham-Studie [1]

Aufgrund des oben dargestellten Blutdruckverhaltens kommt es naturgemäß zu einem starken Anstieg der isolierten systolischen Hypertonie. Je nach Definition kann sie bis zu 50 % der älteren Bevölkerung betreffen. In der Framingham-Studie wurde die isolierte systolische Hypertonie als systolischer Blutdruck > 160 mmHg und diastolischer Druck < 95 mmHg definiert. Die Prävalenz der auf diese Weise definierten isolierten systolischen Hypertonie ist in Abb. 3 dargestellt.

In einer neueren Untersuchung, bei der eine Querschnittsmessung von mehr als 10 000 Probanden vorgenommen wurde, ergab sich bei der Annahme eines Grenzblutdrucks von 140/90 mmHg eine noch weit höhere Prävalenz der Hypertonie in Abhängigkeit vom Alter. In Abb. 4 sind die Prävalenz von Hypertonie und prozentualer Anteil von isolierter systolischer Hypertonie in der Heureka-Studie dargestellt [4].

Diese Daten mögen, was die Prävalenz der Hypertonie betrifft, sehr hoch erscheinen, zwei andere Studien bestätigen jedoch die z. T. sehr hohen Zahlen (s. Tab. 3).

Diese Zahlen sowohl aus älteren als auch aus aktuellen Untersuchungen belegen, daß es sich bei der arteriellen Hypertonie um die häufigste

Prävalenz der Altershypertonie

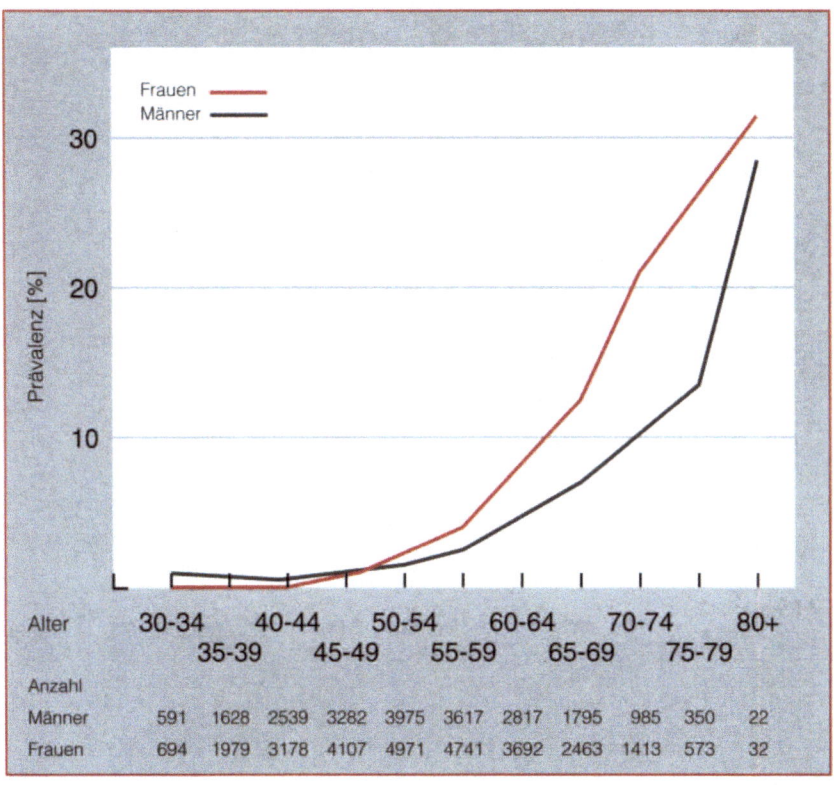

Abb. 3: Prävalenz der isolierten systolischen Hypertonie in der Framingham-Studie [1]

Tab. 3: Prävalenz der Hypertonie abhängig vom Alter in zwei epidemiologischen Untersuchungen (in %)

		NFP-1A	Monica	NFP-1A	Monica
		25 - 44 Jahre		55 - 74 Jahre	
Hypertonie:	**Männer**	5-10	5-12	35	40-60
	Frauen	2-5	5-10	35	30-40 (60)

11

Demographische Aspekte der arteriellen Hypertonie im Alter

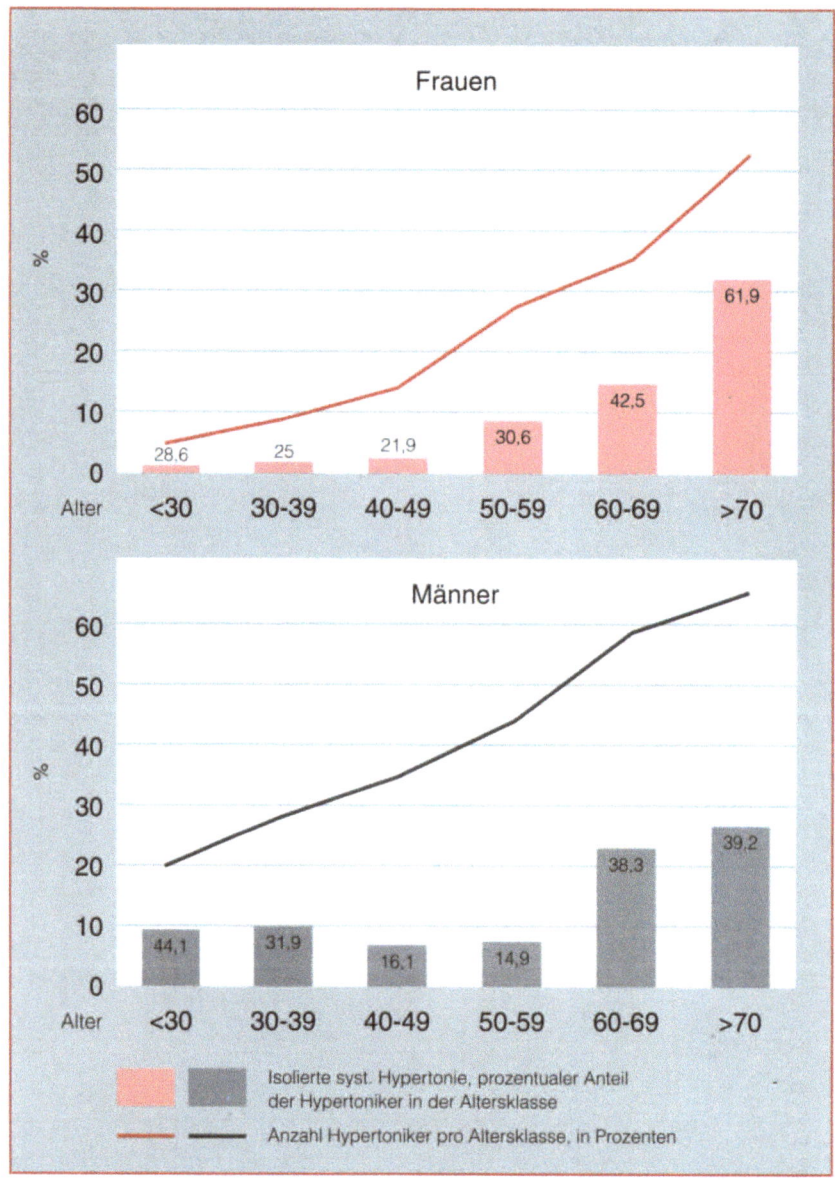

Abb. 4: Prävalenz der Hypertonie abhängig vom Alter mit prozentualem Anteil isolierter systolischer Hypertonie (n = 10892) in der Heureka-Studie [4]

Prävalenz der Altershypertonie

Tab. 4: *Kenntnisstand von Hypertonikern über ihre Erkrankung und Anzahl der therapierten Fälle (Münchner Hochdruckstudie, n = 454, Der Internist 1996, Heft 1, Beilage Seite 6)*

Hypertonie: unbekannt	27 %
bekannt, aber unbehandelt	24 %
bekannt und nicht ausreichend behandelt	17,5 %
bekannt und ausreichend behandelt	31,5 %

internistische Erkrankung - wenn nicht sogar um die häufigste Erkrankung überhaupt - handelt [5]. Die Bedeutung der arteriellen Hypertonie wird in den nächsten Jahren weiter zunehmen. Die Notwendigkeit einer Therapie der Hypertonie auch im Alter ist in den letzten Jahren durch große Studien zweifelsfrei belegt worden (s. Kap. 4). Weiterhin wird der Anteil älterer Patienten aufgrund der weiter steigenden Lebenserwartung zunehmen. Außerdem ist es bemerkenswert, daß selbst in medizinisch gut versorgten Ländern wie Deutschland nur etwa 30 % der Hypertoniker ausreichend behandelt sind. Die Ergebnisse einer diesbezüglichen Untersuchung sind in Tab. 4 dargestellt.

Vorsichtigen Schätzungen zufolge sind etwa 15 % der Bevölkerung Hypertoniker, bei einer Bevölkerung von 80 Millionen ergibt dies etwa 12 Millionen Patienten. Nach den Ergebnissen aus Tab. 4 wären somit mindestens 8 Millionen Patienten nicht ausreichend therapiert.

Fazit für die Praxis: Die Prävalenz der Altershypertonie lag in verschiedenen Studien übereinstimmend bei bis zu 50 %. Diese Tatsache darf jedoch nicht zum Fehlschluß verleiten, erhöhte Blutdruckwerte als eine normale Alterserscheinung anzusehen.

Literatur

1. KANNEL WB, WOLF PA, MCGEE DL, DAWBER TR, MCNAMARA P, CASTELLI WP. Systolic blood pressure, arterial rigidity and risk of stroke. The Framingham Study. JAMA 1981, 245: 1225-1229.
2. GUTZWILER F, HOFMANN A, ALEXANDER J, BRUNNER HR, SCHUCAN C, VETTER W.

Epidemiologie des Blutdrucks in vier Schweizer Städten. Schweiz Med Wochenschr 1981, 11 (Suppl 12): 40-46.
3. BURNARD B, RICKENBACH M, HAUSSER D, BARRAZONI F, DOMENIGHETTI G, GUTZWILER F. Cholestérol, pression artérielle et fumée de cigarette dans la population en Suisse: le projet Monica. Soz Präventivmed 1987, 32: 69-77.
4. KISTLER T, WEISSER B. Zusammenhänge zwischen Fettstoffwechselstörungen und Hypertonie bei 10 892 Heureka-Studienteilnehmern. Schweiz Rundsch Med Prax 1993, 82 (44): 1222-1233.
5. CHOBANIAN AV. Have long-term benefits of antihypertensive therapy been underestimated? Provocative findings from the Framingham Study. Circulation 1996; 93: 638.

1.3 Pathogenese und Verlauf der essentiellen arteriellen Hypertonie in Relation zum Lebensalter

Auf die Unterscheidung zwischen primärer und sekundärer Hypertonie soll in diesem Abschnitt nicht besonders ausführlich eingegangen werden. Die Pathogenese der sekundären Hypertonieformen ist weitgehend geklärt, während die primäre Hypertonie mit einer Häufigkeit von etwa 90 % auch weiterhin nicht mit einer einheitlichen pathophysiologischen Theorie zu erklären ist.

Der Blutdruck wird im wesentlichen durch Herzzeitvolumen und peripheren Widerstand bestimmt. In den unterschiedlichen Stadien der Hypertonie beim Individuum (Kohortenmethode) und bei unterschiedlichen Altersgruppen von Hypertonikern (Querschnittsuntersuchungen) sind diese Parameter in sehr differenzierter Weise verändert. Untersuchungen über die initialen Veränderungen bei arterieller Hypertonie sind an Kindern von Hypertonikern, an früher so definierten „labilen" Hypertonikern sowie an Patienten mit nur gering erhöhten Blutdruckwerten (früher „Grenzwerthypertoniker") durchgeführt worden [1].

Bei Kindern von Hypertonikern, deren Blutdruck noch nicht signifikant höher als der Blutdruck von Kindern gesunder Eltern war, wurden ein erhöhtes Herzminutenvolumen und ein erhöhter Sympathikotonus festgestellt. Ähnliche Ergebnisse zeigten Patienten mit sogenanntem labilem Hypertonus als Modell für eine beginnende Hypertonie. Der periphere Gefäßwiderstand war bei diesen Patientengruppen normal bis erniedrigt. Zu Beginn der Hochdruckerkrankung scheint also der Gefäßtonus keine entscheidende Rolle zu spielen [2].

Bei der Altershypertonie sind diese Parameter jedoch in entscheidender Weise verändert [3]. Das Herzminutenvolumen ist gegenüber Normotonikern vermindert. Es kommt beim Hypertoniker im Verlauf seiner Erkrankung oft über Jahrzehnte zu einem signifikanten Abfall seines Herzminutenvolumens. Die früher vorherrschende Auffassung, daß der Abfall des Herzminutenvolumens eine physiologische Alterserscheinung

Pathogenese und Verlauf der essentiellen arteriellen Hypertonie

Tab. 5: Hämodynamische Veränderungen bei Altershypertonie

	Ältere Hypertoniker im Vergleich mit jüngeren Hypertonikern
Herzminutenvolumen	erniedrigt
Gefäßwiderstand	erhöht
Linksherzhypertrophie	ausgeprägter
Windkesselfunktion der großen Gefäße	vermindert
Sympathikotonus	erniedrigt
Blutvolumen	erniedrigt
Nierendurchblutung	erniedrigt
Barorezeptorfunktion	verminderte Sensitivität

darstellt, läßt sich nach dem Ausschluß von Patienten mit Hypertonie oder koronarer Herzkrankheit nicht mehr aufrechterhalten. Bei älteren Hypertonikern ist der totale periphere Widerstand gegenüber Normotonikern erhöht [3, 4]. Somit kann etwas vereinfachend festgestellt werden, daß beim jungen Hypertoniker das erhöhte Herzminutenvolumen und beim älteren Hypertoniker eher der erhöhte Gefäßwiderstand eine führende Rolle bei der Blutdruckregulation spielt.

In Tab. 5 sind hämodynamische Veränderungen bei älteren Hypertonikern im Vergleich zu jüngeren Patienten mit essentieller Hypertonie aufgelistet (modifiziert nach [1]).

Obwohl es wichtige Unterschiede zwischen jüngeren und älteren Hypertonikern gibt, muß dennoch davon ausgegangen werden, daß es sich um verschiedene Stadien derselben Erkrankung handelt. Die essentielle Hypertonie mag als Oberbegriff verschiedene, noch unbekannte pathophysiologische Ursachen haben, eine Unterteilung nach Alter erscheint jedoch auch in Kenntnis der Unterschiede nicht sinnvoll. Einzig ein Teil der Patienten mit isolierter systolischer Hypertonie im Alter, die in jüngeren Jahren nie erhöhte Blutdruckwerte hatten, könnten eine Sonderform darstellen. Bei diesen Patienten scheint die verminderte

Compliance des arteriellen Gefäßsystems die entscheidende Rolle zu spielen. Die Compliance ist nicht bei allen Patienten aufgrund einer längerdauernden essentiellen Hypertonie vermindert; es können auch andere Risikofaktoren für eine Gefäßsklerose vorliegen.

> Fazit für die Praxis: Beim jungen Hypertoniker sind häufig der Sympathikotonus und das Herzminutenvolumen erhöht und der periphere Widerstand normal bis leicht erniedrigt. Bei der Altershypertonie trifft man eher auf Patienten mit reduziertem Sympathikotonus und Herzminutenvolumen sowie erhöhtem peripherem Widerstand.

Literatur

1. Julius S, Pascual AV, Sannerstedt R, Mitchell C. Relationship between cardiac output and peripheral resistance in borderline hypertension. Circulation 1971, 43: 382.
2. Lund-Johansen P. Heart pump function and total peripheral resistance in mild essential hypertension - a 17-year follow up study. In: Folkow B (Hrsg.). Hypertension: Pathophysiology and Clinical Implications of early structural changes. Hassle: Mölndal, Schweden 1985; 392.
3. Epstein M, Oster JR. General pathophysiological considerations. In: Amery A, Staessen J (Hrsg.). Hypertension in the elderly. Elsevier: Amsterdam 1989.
4. Lund-Johansen P. Haemodynamic changes in the elderly hypertension. Acta Med Scand 1983; 676 (suppl): 86.

1.4 Inzidenz kardiovaskulärer Ereignisse in Relation zu Alter und Blutdruck

Die Inzidenz bezeichnet die Häufigkeit neu aufgetretener Diagnosen in einer Population während eines definierten Zeitraums. Bei der Darstellung der Inzidenz kardiovaskulärer Ereignisse abhängig von Blutdruck und Alter ist man auf wenige Studien und zum Teil indirekte Hinweise angewiesen. Da seit geraumer Zeit feststeht, daß die arterielle Hypertonie einen kardiovaskulären Risikofaktor darstellt, ist eine placebokontrollierte Kohortenstudie über längere Zeit mit Hypertonikern nicht mehr zu verantworten. Der Nutzen einer antihypertensiven Therapie bei Patienten unter 60 Jahren ist seit den siebziger Jahren unumstritten.

Daten zur Inzidenz kardiovaskulärer Ereignisse lassen sich aus der Framingham-Studie ableiten [1], die zwar bei weitem nicht die größte kardiovaskuläre Studie ist, jedoch das am längsten beobachtete und wahrscheinlich am besten untersuchte Kollektiv beinhaltet. In einer 1978 veröffentlichten Analyse wurde die kombinierte Inzidenz von koronarer

Tab. 6: Inzidenz kardiovaskulärer Erkrankungen pro 1 000 Patienten, abhängig von Alter und Blutdruck [1]

	Männer			Frauen		
	45 - 54	55 - 64 Jahre	65 - 74	45 - 54	55 - 64 Jahre	65 - 74
Blutdruck (mmHg)						
< 140/90	8,6	15,6	17,1	2,7	6,1	8,6
140-160/90-95	14,5	30,4	32,7	6,1	14,4	22,5
> 160/95	23,6	43,9	51,0	9,7	23,7	35,6

Herzerkrankung, Schlaganfall und peripherer arterieller Verschlußkrankheit in Relation zu Alter und Blutdruck untersucht (s. Tab. 6) Wichtiger als die absoluten, aus der Tabelle abzuleitenden Zahlen ist das Verhältnis zwischen Altersgruppen und Blutdruckwerten. Aus dieser Tabelle wird zweierlei deutlich. Die Tatsache, daß hoher Blutdruck im Alter eindeutig negative Auswirkungen auf die Inzidenz kardiovaskulärer Erkrankungen hat, macht die Diskussion, ob der Blutdruckanstieg mit dem Alter eine unvermeidliche Alterserscheinung ist, überflüssig [2, 3]. Weiterhin wird deutlich, daß das Risiko einer Hypertonie im Alter weder absolut noch relativ geringer ist als in jüngeren Jahren. Diese Zahlen wurden, was die älteren Altersgruppen betrifft, von den neueren Studien (z.B. SHEP und STOP [4, 5]) bestätigt und z. T. noch übertroffen.

Fazit für die Praxis: Auch im Alter ist die Inzidenz kardiovaskulärer Erkrankungen abhängig vom Blutdruck. In absoluten Zahlen ist der Unterschied der Häufigkeit kardiovaskulärer Ereignisse zwischen Normo- und Hypertonikern größer als bei jüngeren Patienten, so daß auch schon bei einer geringen Verbesserung der Prognose potentiell mehr Patienten geholfen werden kann.

Literatur

1. KANNEL WB, GORDON T. Evaluation of cardiovascular risk factors in the elderly: the Framingham Study. Bull NY Acad Med 1978, 54: 573-591.
2. CHOBANIAN AV. Have long-term benefits of antihypertensive therapy been underestimated? Provocative findings from the Framingham Study. Circulation 1996; 93: 638.

3. Kannel WB. Some lessons in cardiovascular epidemiology. Am J Cardiol 1976; 37: 269.
4. SHEP Cooperative Research Group. Prevention of stroke by antihypertensive drug treatment in older persons with isolated systolic hypertension. J Am Med Wom Assoc 1991; 265: 3255.
5. Dahlhöf B, Lindholm LH, Hansson L, Schersten B, Ekbom T, Wester PO. Morbidity and mortality in the Swedish Trial in Old Patients with Hypertension (STOP-Hypertension). Lancet 1991; 338, ii: 1281.

2. Pathophysiologie der Kreislaufregulation im Alter

2.1 Strukturelle Veränderungen von Herz und Gefäßwand im Alter

Im Alter kommt es zu einigen Veränderungen der kardiovaskulären Funktionen, die das Herz beeinflussen. Auch bei Normotensiven ist im Alter eine - wenn auch gering ausgeprägte - Hypertrophie des linken Ventrikels zu beobachten [1]. Der alternde Herzmuskel hat unabhängig vom Blutdruck einen höheren Kollagengehalt. Das vermehrte interstitielle Bindegewebe kann zumindest teilweise die verminderte Compliance des linken Ventrikels erklären. Diese verminderte Compliance äußert sich zunächst in einer behinderten diastolischen Füllung des linken Ventrikels. Erst in einem späteren Stadium kommt es beim Altersherz zu einer Reduktion der systolischen Funktion. In diesem Punkt ähneln sich Veränderungen, die im Alter und bei arterieller Hypertonie festgestellt werden. Bei älteren Patienten mit normalem Blutdruck wird die verringerte Gefäßelastizität für die vermehrte Belastung des Herzens und möglicherweise auch für einen Teil der Hypertrophie verantwortlich gemacht. Die auffällig hohe Prävalenz der Hypertonie im Alter macht es sehr schwierig, zwischen ausschließlich altersbedingten Effekten und Effekten durch den hohen Blutdruck zu unterscheiden.
Es gibt jedoch auch Hinweise, daß nicht nur die Höhe des Blutdrucks das Ausmaß der Hypertrophie bestimmt. Vergleiche der linksventrikulären Masse zwischen Hypertonikern und Patienten mit Aortenstenose, die eine vergleichbare Druckbelastung aufwiesen, zeigten höhere Werte bei den Hypertonikern. Diese Ergebnisse könnten durch den Einfluß von Wachstumsfaktoren auf das Herz und die Gefäßwände erklärt werden. Möglicherweise kommt es nicht nur durch den Einfluß des Blutdrucks, sondern auch unter dem Einfluß von Wachstumsfaktoren zu einer Hypertrophie von Herz und Gefäßen, die wiederum den Blutdruck beeinflußt [2].
Die Widerstandsgefäße (kleine Arterien und Arteriolen) weisen strukturelle Veränderungen auf, die mittlerweile gut untersucht sind. Noch in den achtziger Jahren war man davon ausgegangen, daß eine funktionelle Engstellung zur Erhöhung von peripherem Widerstand und Blutdruck

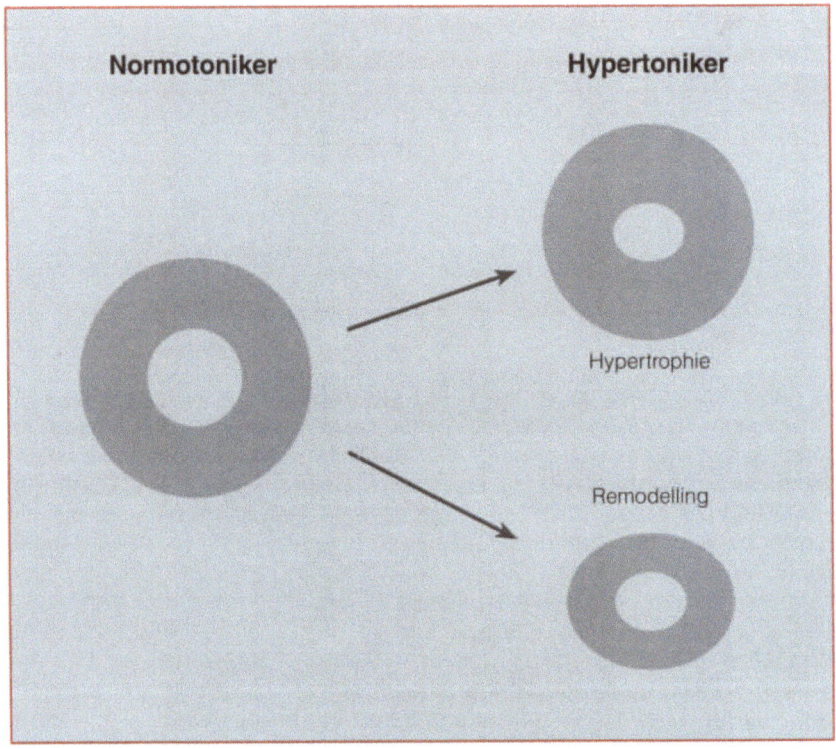

Abb. 5: Umbauprozesse in Gefäßwänden bei arterieller Hypertonie

führt. Untersuchungen von subkutanen Widerstandsgefäßen bei Hypertonikern und tierexperimentelle Studien haben diese Theorie widerlegt. Bei arterieller Hypertonie kommt es zu zwei verschiedenen Prozessen im Bereich der Widerstandsgefäße [3-5]. Bei der Gefäßhypertrophie nimmt der Durchmesser der muskulären Media zu, während der Durchmesser des Gefäßlumens abnimmt. Beim sogenannten eutrophen Remodelling bleibt die Mediadicke konstant, während Außendurchmesser und Lumen des Gefäßes abnehmen (s. Abb. 5). Beiden Veränderungen ist gemeinsam, daß der Quotient Media/Lumen steigt.

Obwohl Herzhypertrophie und Gefäßveränderungen bei der Altershypertonie noch nicht vollständig geklärt sind, so scheinen doch neben dem Blutdruck auch die Wachstumsfaktoren [6, 7] eine wichtige Rolle zu spielen. Eine Blutdrucksenkung allein reicht deshalb zur Regression von Gefäß- und Herzhypertrophie auch nicht aus.

> Fazit für die Praxis: Blutdrucksenkung allein reicht zur Regression von linksventrikulärer Hypertrophie und hypertensiven Gefäßveränderungen nicht aus.

Literatur

1. Grossman W. Cardiac hypertrophy: Useful adaptations or pathological process? Am J Med 1990; 69: 576.
2. Schmieder RE, Messerli FH, Garavaglia GE, Nunez BD, MacPhee AA, Re NR. Does the renin-angiotensin-aldosterone system modify cardiac structure and function in essential hypertension? Am J Med 1988; 78: 951.
3. Haudenschild CC, Grunwald J, Chobonian AV. Effects of hypertension on migration and proliferation of smooth muscle in culture. Hypertension 1985; 7: 1-101.
4. Arterial wall characteristics in hypertension and aging. In: Amery A, Staessen J (Hrsg.). Hypertension in the elderly. Elsevier: Amsterdam 1989.
5. Chobanian AV, Brecher P, Haudenschild CC. Effects of hypertension and of antihypertensive therapy on atherosclerosis. Hypertension 1986; 8: 1-15.
6. Ross R. The pathogenesis of atherosclerosis: a perspective for the 1990s. Nature 1993; 362: 801-809.
7. Düsing R, Göbel BO, Weisser B, Dittrich D, Kraemer S, Vetter H. Mechanismus und Bedeutung der arteriolären Media-Hypertrophie/Hyperplasie bei der arteriellen Hypertonie. Klin Wochenschr 1988; 66: 1151-1159.

2.2 Die Rolle der Barorezeptorenreflexe im Alter

Der Barorezeptorenreflex ist eines der wichtigsten Systeme zur kurzfristigen Regulation des Blutdrucks. Barorezeptoren existieren im Niederdrucksystem (große Venen, rechter und linker Vorhof, rechter Ventrikel und Pulmonalgefäße) und im Hochdrucksystem (Karotiden und Aortenbogen). Zusammen mit Nervenendigungen stellen sie den afferenten Schenkel des Barorezeptorenreflexes zum Gehirn (Medulla oblongata) dar. Der efferente Teil des Schenkels wird durch Vagus und Sympathikus gebildet.
Klinische Beobachtungen einer erhöhten Neigung zu orthostatischer Dysfunktion bei älteren Patienten wurden experimentell durch Untersuchungen zur Funktion des Barorezeptorenreflexes unterstützt. Besonders bei älteren Patienten kann oft schon eine milde Volumenreduktion durch diuretische Therapie nicht mehr durch eine akute Gegenregulation bei orthostatischer Belastung ausgeglichen werden. Die Sensitivität des Barorezeptorenreflexes sinkt also im Alter [1]. Anders ausgedrückt sinkt die Möglichkeit, auf akute Blutdruckänderungen mit einer schnellen

Pathophysiologie der Kreislaufregulation im Alter

Gegenregulation zu antworten. Die Gegenregulation besteht bei intaktem Barorezeptorenreflex aus einer Steigerung von Herzfrequenz, Schlagvolumen und Gefäßtonus.
Die Barorezeptoren sind anatomisch in der Wand der großen Gefäße lokalisiert. Es handelt sich um Dehnungsrezeptoren, die von der Elastizität der Gefäßwand abhängig sind. Ein Verlust der Windkesselfunktion mit Versteifung der Gefäßwand führt offensichtlich auf mechanischem Wege zu einer abnehmenden Sensitivität der Barorezeptoren. Eine reduzierte Dehnbarkeit der Gefäßwand ist praktisch bei allen älteren Patienten vorhanden, bei vorliegender Atherosklerose ist die Elastizität besonders stark vermindert. Eine Plaque kann die Sensitivität von Barorezeptoren vollständig aufheben, andererseits allerdings auch die Sensitivität extrem steigern, wenn die Barorezeptoren im Randgebiet einer Plaque liegen. Diese Tatsache könnte für den hypersensitiven Karotissinus bei älteren Patienten mit Atherosklerose verantwortlich sein. Auch die afferenten Nervenfasern sind bei der reduzierten Sensitivität des Barorezeptorenreflexes beteiligt. Histopathologische Untersuchungen haben häufig eine Degeneration von Barorezeptorenfasern im Alter gezeigt.
Der zentrale Anteil des Barorezeptorenreflexes ist sehr viel schwieriger zu untersuchen als afferente und efferente Schenkel. Zunächst setzt jede Aussage über Veränderungen des zentralen Anteils des Barorezeptorenreflexes intakte afferente und efferente Schenkel voraus. Über die Rolle eines möglicherweise veränderten „Setpoints" des Barorezeptorensystems im Alter läßt sich nur spekulieren.
Änderungen des Effektormechanismus des Barorezeptorensystems sind in Abschnitt 2.3 dargestellt. Zusammenfassend sind die Änderungen des Barorezeptorensystems im Alter in Tab. 7 dargestellt.
Es ist spekuliert worden, daß die verminderte Baroreflexsensitivität im Al-

Tab. 7: Veränderungen des Barorezeptorenreflexes im Alter [1-3]

- Verminderte Barorezeptorensensitivität
- Mechanische Veränderungen und geringere Dehnbarkeit der Arterienwände
- Geringeres Ansprechen der Dehnungsrezeptoren auf Blutdruckänderungen
- Degeneration von Ganglien afferenter Nervenzellen
- Vermindertes Ansprechen des Sinusknotens auf einen Vagusreiz
- Vermindertes Ansprechen auf Katecholamine

ter mit dem höheren Blutdruck im Alter zusammenhängen könnte. Eine Korrelation zwischen Barorezeptorensensitivität und Blutdruck ist jedoch nie bewiesen worden. Bei der Therapie der Altershypertonie sollte die verminderte Fähigkeit des älteren Organismus, auf Schwankungen des intravasalen Volumens und des Blutdruckes zu reagieren, hingegen mehr Beachtung finden.

> Fazit für die Praxis: Bei älteren Hypertonikern ist die Barorezeptorensensitivität und damit die Reaktionsfähigkeit auf Blutdruckschwankungen vermindert.

Literatur

1. Gribbin B, Pickering TG, Sleight P, Reto R. Effect of age and high blood pressure on baroreflex sensitivity in man. Circ Res 1971; 29: 424.
2. Duke PC, Wade JG, Hickey RF, Larson CP. The effects of age on baroreceptor function in man. Can Anaesth Soc J 1976; 23: 111.
3. Pfeiffer MA, Weinberg CR, Cook D, Best JD, Reenan A, Halter JB. Differential changes of autonomic nervous system function with age in man. Am J Med 1983; 75: 249.

2.3 Änderungen des Vagotonus und des Sympathikotonus mit dem Lebensalter

Das vegetative Nervensystem, das für die Kontrolle der kardiovaskulären Funktionen verantwortlich ist, besteht aus Vagus und Sympathikus. Sowohl die Regulation von Herzfrequenz und Herzminutenvolumen als auch die Kontrolle des peripheren Widerstandes wird von diesen Systemen wesentlich beeinflußt. Sympathikotonus wie Vagotonus sind im Alter verändert [1]. Hinzu kommt ein unterschiedliches Ansprechen der Zielorgane bei älteren Patienten.

Der Einfluß des Vagus auf die Kreislaufregulation sinkt im Alter, vermutlich durch eine geringere Aktivität des Vagus und eine geringere Ansprechbarkeit des Herzens auf vagale Reize. Dafür gibt es verschiedene Hinweise:

1. Die respiratorische Sinusarrhythmie, ein wichtiges Merkmal des vagalen Einflusses auf die Kreislaufregulation, ist im Alter deutlich reduziert.

2. Der Sinusknoten des älteren Menschen reagiert auf Vagusreize weit weniger ausgeprägt, als dies beim jungen Patienten der Fall ist.

Pathophysiologie der Kreislaufregulation im Alter

3. Umgekehrt kommt es nach Atropingabe zu einer geringeren Frequenzsteigerung beim älteren Patienten.

Die Rolle des Sympathikus ist im Alter weniger eindeutig verändert. Untersuchungen zur Rolle des Sympathikus bei der Pathophysiologie der Kreislaufregulation im Alter und insbesondere bei der Altershypertonie haben einen erhöhten Katecholaminspiegel im Plasma älterer Patienten festgestellt. Der parallele Blutdruckanstieg im Alter hat zu dem Schluß geführt, daß altersbedingter Katecholamin- und Blutdruckanstieg möglicherweise einen kausalen Zusammenhang haben. Differenziertere Studien haben jedoch gezeigt, daß das Zusammenspiel von Sympathikotonus und Blutdruck im Alter sehr viel komplizierter zu sein scheint. Zunächst wurde festgestellt, daß nur das Noradrenalin und nicht die anderen Katecholamine im Plasma älterer Patienten erhöht sind. Die erhöhte Plasmakonzentration von Noradrenalin beruht sowohl auf einer vermehrten Freisetzung als auch auf einer erniedrigten Plasma-Clearance [2].

Bei jungen Patienten läßt sich eine signifikante Korrelation zwischen Plasmanoradrenalin und Blutdruck nachweisen. Bei Patienten über 40 Jahre ist dieser Zusammenhang jedoch nicht mehr nachweisbar. Somit läßt sich die These, daß die im Alter erhöhten Plasmanoradrenalinspiegel mit der Pathogenese der Altershypertonie zusammenhängen, nicht aufrechterhalten.

Parallel zu erhöhten Noradrenalinspiegeln im Alter wurden auch Veränderungen bei Beta- und Alpharezeptoren festgestellt.

Bei den Betarezeptoren fand sich eine geringere Ansprechbarkeit im Alter [3]. Eine elegante Methode zur Messung der Sensitivität von Betarezeptoren ist die Ermittlung der Isoprenalindosis, die zur Anhebung der Herzfrequenz um 25/Min. notwendig ist. Diese Dosis steigt von etwa 1 µg im Alter von 20 Jahren bis auf fast 5 µg im Alter von 70 Jahren [4]. Verminderte Sensitivität von Betarezeptoren im Alter wurde im Herzen, in der Lunge, im Gefäßmuskel und in weißen Blutzellen festgestellt. Die verminderte Sensitivität hängt wahrscheinlich nicht nur von der verringerten Zahl von Betarezeptoren ab [5], sondern auch von einer verminderten Affinität der Liganden und einer verminderten cAMP-Bildung. Im Alter ist auch die durch Betarezeptoren vermittelte Vasodilatation herabgesetzt.

Auch bei den Alpharezeptoren ist im Alter eine verminderte Anzahl festzustellen. Trotzdem sind die Effekte, die durch Alpharezeptoren vermittelt werden, im Alter nicht wesentlich reduziert. Die Blutdruckantwort auf eine Noradrenalin-Infusion ist im Alter nicht wesentlich verändert.

Zusammenfassend ergibt sich im Alter eine pressorische Antwort auf Agonisten, die auf Alpharezeptoren wirken, während eine potentielle durch Betarezeptoren vermittelte Vasodilatation vermindert ist. Trotz intensiver Beschäftigung mit dem adrenergen Nervensystem ist es der medizinischen Forschung bisher nicht gelungen, einen klaren Zusammenhang zwischen Altershypertonie auf der einen und dem Sympathikus und Vagus auf der anderen Seite herzustellen. Ein vermehrter Sympathikotonus scheint zu Beginn der arteriellen Hypertonie bei jungen Patienten eine wichtigere Rolle als bei älteren Patienten zu spielen.

> Fazit für die Praxis: Der Einfluß des Vagus auf die Kreislaufregulation sinkt im Alter. Ein eindeutiger Zusammenhang zwischen erhöhtem Sympathikotonus und Hypertonie im Alter konnte nicht gezeigt werden.

Literatur

1. Rowe JW, Troen BR. Sympathetic nervous system and aging in man. Endocr Rev 1980; 1: 167.
2. Sever PS, Birch M, Osikowska B, Tunbridge RDG. Plasma noradrenalin in essential hypertension. Lancet 1977; i: 1078.
3. Shepherd JT, Mancia G. Reflex control of the human cardiovascular system. Rev Physiol Biochem Pharmacol 1986; 105: 1.
4. Brummelen P van, Bühler FR, Kiowski W, Amann FW. Age related decrease in cardiac and peripheral vascular responsiveness to isoprenaline: studies in normal subjects. Clin Sci 1981; 60: 571.
5. Schocken DD, Roth GS. Reduced beta-adrenergic receptor concentration in aging man. Nature: London 1977; 267: 856.

2.4 Blutdruckamplitude und Blutdruckvariabilität beim älteren Hypertoniker

Bei gleichem arteriellem Mitteldruck können systolischer und diastolischer Blutdruck sowie peripherer Widerstand sehr unterschiedlich sein. Nicht nur der Mitteldruck, der in gewisser Weise das Integral des Blutdrucks über die Zeit darstellt, sondern auch die anderen genannten Größen haben unabhängig voneinander prognostische Bedeutung [1]. Bei gleichem Mitteldruck sind der systolische und diastolische Blutdruck sowie die Blutdruckamplitude des jüngeren und älteren Hypertonikers in charakteristischer Weise unterschiedlich. Bei den Älteren sind systolischer Blutdruck und Blutdruckamplitude erhöht [2]. Bei jüngeren Hypertonikern ist durch niedrigere systolische Druckwerte und niedrigere Amplitude eher ein kontinuierlicher Blutfluß vorhanden, während bei älteren Hypertonikern ein eher dyskontinuierlicher, pulsatiler Blutfluß fest-

Pathophysiologie der Kreislaufregulation im Alter

zustellen ist. Die Geschwindigkeit der Pulswelle ist also bei Patienten mit eher systolischer Hypertonie und großer Blutdruckamplitude erhöht [1]. Unabhängig vom Blutdruck führt die erhöhte Geschwindigkeit der Pulswelle zu einer Schädigung der Gefäße, insbesondere des Endothels („shear stress"). Die erhöhte Blutdruckamplitude liegt im wesentlichen in der verminderten Windkesselfunktion der großen Arterien begründet. Eine verminderte Elastizität der großen Gefäße führt also zu einer größeren Blutdruckamplitude. Der Mitteldruck wird vornehmlich durch den peripheren Widerstand determiniert, der vom Tonus der kleinen Arterien und Arteriolen abhängt.

Lange Zeit wurden der erhöhte systolische Druck und die erhöhte Blutdruckamplitude allein durch strukturelle Änderungen der Gefäße (größere Intima/Media-Dicke, reduzierte Compliance) erklärt. Funktionelle Änderungen wie das Überwiegen der durch Alpharezeptoren vermittelten Vasokonstriktion über die Betarezeptoren könnten an den Veränderungen bei älteren Patienten beteiligt sein (s.o.).

Darüber hinaus führen Infusionen mit isotonischer Kochsalzlösung bei Patienten mit systolischer Hypertonie zu einem stärkeren Anstieg des Blutdrucks als bei gleichaltrigen Kontrollpersonen [1].

Erhöhter systolischer Blutdruck und Blutdruckamplitude stellen einen unabhängigen kardiovaskulären Risikofaktor dar. In den letzten Jahren konnte nachgewiesen werden, daß die Senkung eines isoliert erhöhten systolischen Blutdrucks das kardiovaskuläre Risiko reduziert (SHEP-Studie).

Die Frage, ob der diastolische Blutdruck oder der systolische Blutdruck das kardiovaskuläre Risiko stärker beeinflussen, wird sehr kontrovers diskutiert. Es erscheint heute sicher, daß die alleinige Konzentration auf den diastolischen Blutdruck bei der Definition und Therapie der Hypertonie übertrieben wurde. Dies gilt besonders für den älteren Hypertoniker [4, 5].

Weiterhin ist die beim älteren Patienten deutlich erhöhte Blutdruckvariabilität zu erwähnen [2]. Daraus läßt sich die Forderung ableiten, besonders beim älteren Patienten vor der Diagnosestellung eine genügend große Zahl von Blutdruckmessungen durchzuführen bzw. eine ambulante 24 h-Messung zu veranlassen, da diese die kardiovaskuläre Prognose besser reflektiert als Praxismessungen [6].

Fazit für die Praxis: Blutdruckamplitude und Variabilität sind bei älteren Patienten erhöht. Auch ein isoliert erhöhter systolischer Blutdruck ist als kardiovaskulärer Risikofaktor identifiziert worden.

Regulation des Volumen- und Elektrolythaushaltes und der Nierenfunktion

Literatur

1. BIRKENHÄGER WH, DE LEEUW PW. Systolic blood pressure as a risk factor. In: AMERY A, STAESSEN J (Hrsg.). Hypertension in the elderly. Elsevier: Amsterdam 1989.
2. DRAYER JIM, WEBER MA, DE YOUNG JL, WYLE FA. Circadian blood pressure patterns in ambulatory hypertensive patients. The effects of age. Am J Med 1982; 73: 493.
3. SHEP Cooperative Research Group. Prevention of stroke by antihypertensive drug treatment in older persons with isolated systolic hypertension. J Am Med Assoc 1991; 265: 3255.
4. KANNEL WB, DAWBER TR, MCGEE DL. Perspectives on systolic hypertension: the Framingham study. Circulation 1980; 61: 1179.
5. GREMINGER P, VETTER W. Altershypertonie: Definition, Behandlungsindikation und Abklärungsgang. Schweiz Rundsch Med Prax 84, 44: 1252.
6. PERLOFF D, SOKOLOW M, COWAN R. The prognostic value of ambulatory blood pressure. JAMA 1983; 249: 2792-2798.

2.5 Regulation des Volumen- und Elektrolythaushaltes und der Nierenfunktion

Auch bei Gesunden ändert sich die Nierenfunktion mit zunehmendem Lebensalter [1, 2]. Aufgrund der sehr hohen Prävalenz von Hypertonie und Atherosklerose ist es schwierig, physiologische Alterungsprozesse der Nierenfunktion von atherosklerotisch und hypertensiv bedingten Organschäden definitiv abzugrenzen. Hypertonie und Nierenfunktion unterliegen besonders bei der Altershypertonie einer starken gegenseitigen Beeinflussung. Eine über Jahrzehnte bestehende Hypertonie führt zu ausgeprägten vaskulären und funktionellen Veränderungen in der Niere. Andererseits führen schon physiologische Veränderungen der Nierenfunktion im Alter zu einigen Besonderheiten der Altershypertonie, die in diesem Abschnitt besprochen werden sollen.

Unabhängig vom Blutdruck konnten in mehreren Untersuchungen Reduktionen des renalen Blutflusses festgestellt werden. Im Durchschnitt fiel der renale Plasmafluß von 600 ml/Min. bei 25jährigen auf 300 ml/Min. bei Patienten über 75 Jahre. In weiteren Untersuchungen zeigte sich ein durchschnittlicher Abfall des Plasmaflusses von 68 ml/Min. pro Lebensdekade [3].

Die Nierendurchblutung sinkt im Alter sowohl bei Normotonikern als auch bei Hypertonikern. Bei Hypertonikern besteht eine deutlich stärkere Abnahme der Nierendurchblutung im Alter, und der Abfall der Regressionsgrade in Abb. 6 ist steiler.

Die schlechtere Nierendurchblutung im Alter entsteht nicht nur aufgrund des niedrigeren Herzminutenvolumens, sondern auch aufgrund vas-

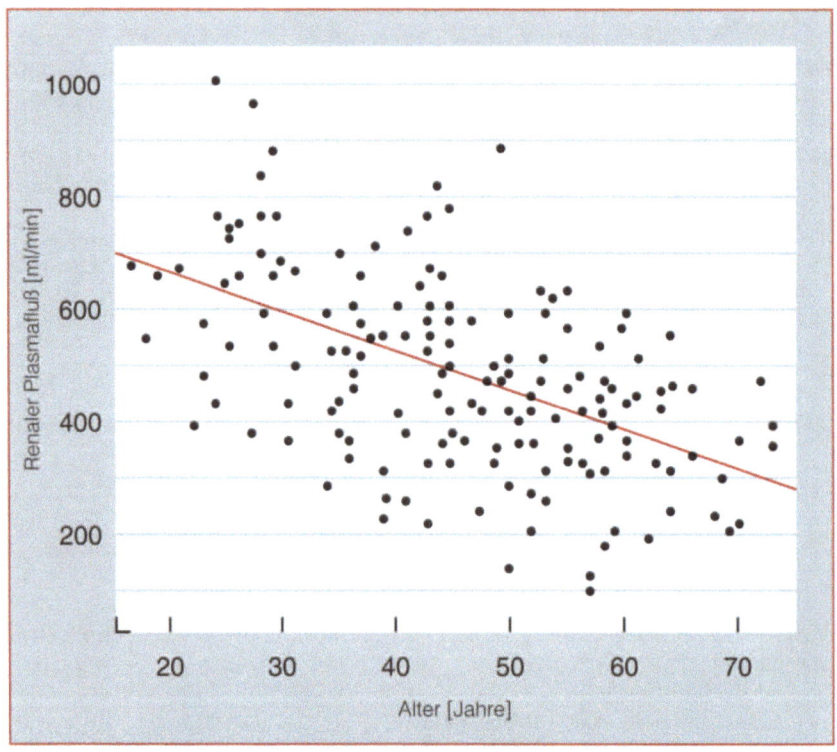

Abb. 6: Zusammenhang zwischen Nierendurchblutung und Alter [3]

kulärer Veränderungen in der Niere selbst. Bei Hypertonikern konnten MESSERLI et al. [4] zeigen, daß im Alter die Nierendurchblutung um 40 % reduziert ist, während das Herzzeitvolumen nur um 26 % abnahm. Der Anteil der Nierendurchblutung sinkt von etwa 20 % des Herzzeitvolumens auf etwa 16 %.

Eine weitere Veränderung im Alter betrifft die glomeruläre Filtrationsrate (GFR). Ungefähr bis zu einem Alter von 40 Jahren bleibt die GFR relativ konstant (120 ml/Min. pro 1,73 m^2 Körperoberfläche). Danach kommt es zu einem Abfall von etwa 1 ml/Min. pro Lebensjahr, so daß sich die GFR bis in das hohe Alter etwa halbiert. Bei schweren Hypertonieformen kommt es dagegen zu einem schnellen, progressiven Abfall der GFR bis hin zur Niereninsuffizienz. Eine milde und mittelschwere Hypertonie bringt keinen vermehrten Abfall der GFR gegenüber Kontrollpersonen, solange sich der renale Plasmafluß nicht wesentlich verändert (< 300 ml/Min. pro m^2 Körperoberfläche).

Regulation des Volumen- und Elektrolythaushaltes und der Nierenfunktion

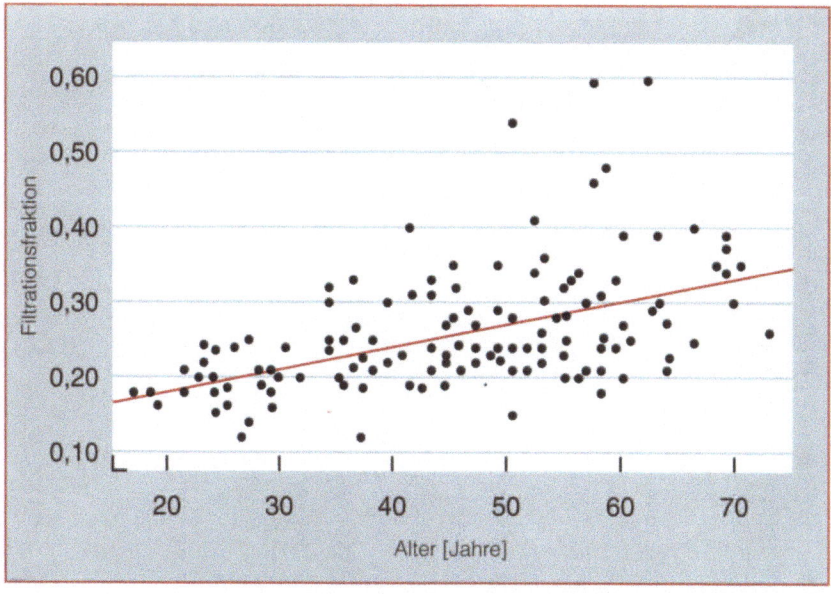

Abb. 7: Zusammenhang zwischen Filtrationsfraktion und Alter [3]

In jedem Fall sinkt die GFR weniger als die renale Perfusion, was besonders beim Hypertoniker auf eine gesteigerte Filtrationsfraktion aufgrund des relativ hohen intraglomerulären Druckes zurückgeführt wird (Abb. 7).
Bei älteren Hypertonikern sind außerdem Veränderungen bei der Ausscheidung von Natrium, freiem Wasser und Kalium festgestellt worden [4]. Auch hämodynamische Veränderungen sowie Änderungen der glomerulären und tubulären Funktion führen in der Summe zu einer Expansion der extrazellulären Flüssigkeit und zu einer verminderten Reaktionsfähigkeit auf Volumen- und Salzbelastung.

Fazit für die Praxis: Nierendurchblutung und glomeruläre Filtrationsrate sinken im Alter. Volumen- und Salzbelastungen können im Alter weniger gut ausgeglichen werden. Eine arterielle Hypertonie verstärkt diese Entwicklungen.

Literatur

1. KLÜTSCH K, HEIDLAND A, ÖBEK A. Altersabhängigkeit der Nierenhämodynamik. Klin Wochenschr 1962; 40: 1002.
2. DAVIES DF, SHOCK NW. Age changes in glomerular filtration rate, effective renal plasma flow and tubular excretory capacity in aged males. J Clin Invest 1950; 29: 496.
3. DE LEEUW PW, KHO TL, FALKE HE, BIRKENHÄGER WH, WESTER A. Hemodynamic and endocrinological profile of essential hypertension. Acta Med Scand Suppl 1978; 622: 9.
4. MESSERLI FH, SUNDGAARD-RÜSE K, VENTURA HO, DUNN FG, GLADE LB, FRÖHLICH ED. Essential hypertension in the elderly: hemodynamics, intravascular volume, plasma renin activity, and circulating catecholamine levels. Lancet 1983; 2: 983.

2.6 Die Rolle des Renin-Angiotensin-Aldosteron-Systems

LARAGH und Mitarbeiter haben das Konzept einer „low-renin"- und einer „high-renin"-Hypertonie vorgeschlagen [1]. Sie konnten nachweisen, daß die Prognose bezüglich kardiovaskulärer Komplikationen unabhängig vom Blutdruck von der Höhe der Renin-Aktivität abhängt. Dieses Konzept ist von vielen Autoren in Frage gestellt worden, da die Renin-Aktivität einer unimodalen Verteilungskurve zu folgen scheint und es für unterschiedliche Gruppen unter den Hypertonikern keinen Anhalt gibt. Dieses ist gerade bei älteren Hypertonikern sehr evident.

Die Plasma-Renin-Aktivität nimmt mit dem Alter ab [2]. Die Theorie, daß bei einer Untergruppe von Hypertonikern eine reninabhängige vasokonstriktorische Form der essentiellen Hypertonie besteht, ist bei der Altershypertonie nur sehr schwer nachzuvollziehen. Ein Zusammenhang zwischen erhöhtem Plasmavolumen und erniedrigter Renin-Sekretion beim älteren Hypertoniker erscheint auf den ersten Blick logisch. In mehreren Studien konnte allerdings eine Korrelation zwischen Renin-Sekretion und Plasmavolumen nicht nachgewiesen werden.

Die Renin-Sekretion wird durch eine ganze Anzahl von Faktoren (Kalium, Mineralokortikoide, Prostaglandine, Sympathikotonus, Salzkonsum etc.) beeinflußt [3]. Der Abfall der Renin-Sekretion im Alter und mit erhöhtem Blutdruck konnte jedoch durch keinen dieser Mechanismen erklärt werden. Bei intakter Durchblutung kommt es mit steigendem Blutdruck zu einer reduzierten Renin-Sekretion im Alter [4]. Kommt es jedoch zu einer Schädigung des Nierengefäßbettes durch andauernde, hohe Blutdruckwerte, ist ein erneuter Anstieg der Renin-Sekretion festzustellen. Diese Tatsache deutet daraufhin, daß pressorische Einflüsse im juxtaglomerulären Gefäßbett auch bei der Altershypertonie erhalten bleiben [1].

> Fazit für die Praxis: Die Renin-Aktivität im Plasma sinkt im Alter bei intakter arterieller Versorgung der Nieren. Hohe oder ansteigende Reninwerte können auf atherosklerotisch bedingte Nierenarterienstenosen hindeuten.

Literatur

1. Case DB, Casarella WJ, Hasser M, Laragh JH, Cannon PJ. Renal circulation and renin secretion in normal and low renin essential hypertension. Circulation 1972; 46: 137.
2. de Leeuw PW, Birkenhäger WH. The impact of senescence on the renal vasculature and renin secretion. In: Amery A, Staessen J (Hrsg.). Hypertension in the elderly. Elsevier: Amsterdam 1989.
3. McDonald RH, Corder CN, Vagnucci AH, Shuman J. The multiple factors affecting renin avtivity in essential hypertension. Arch Intern Med 1978; 138: 557.
4. Hollenberg HK, Epstein M, Basch RI, Couch NP, Hickler RB, Merill JP. Renin secretion in essential and accelerated hypertension. Am J Med 1969; 47: 855.

2.7 Sekundäre Hypertonie im Alter

Die häufigsten sekundären Hypertonieformen sind endokrine und renale Formen der Hypertonie [1]. Die endokrinen Formen der Hypertonie kommen im Alter nicht häufiger vor als beim jungen Hypertoniker. Nicht jede Hypertonie beim älteren Patienten sollte von vornherein als essentielle Hypertonie klassifiziert werden. Es gibt Kriterien, die den Verdacht auf eine sekundäre Hypertonie lenken. Diese Merkmale sind in Tab. 8 aufgelistet.

Tab. 8: Kriterien für den Verdacht auf sekundäre Hypertonie:

- Neu aufgetretene Hypertonie bei normalen Blutdruckwerten in der Anamnese
- Schwere Hypertonieformen
- Sehr junge Patienten
- Therapieresistenz
- Aufgehobener Tag-/Nachtrhythmus in der 24 h-Messung
- Hypokaliämie (selten Hypernatriämie)
- Anfallsweise Hochdruckkrisen
- Schwere hypertensiv bedingte Organschäden
- Cushingoider Habitus
- Schwere Niereninsuffizienz

Deshalb sollte auch beim älteren Patienten ein Basisprogramm (s. auch Kap. 5) zum Ausschluß einer sekundären Hypertonie durchgeführt werden. Dazu gehören die Bestimmung des Cortisols im 24 h-Urin, der Katecholamine im 24 h-Urin und die Bestimmung von Renin und Aldosteron in Ruhe und unter orthostatischer Belastung.

Eine Form der sekundären Hypertonie kommt jedoch beim älteren Hypertoniker häufiger vor. Wenn eine Hypertonie nach Vollendung des 55. Lebensjahres plötzlich neu auftritt, ist die häufigste Ursache eine Nierenarterienstenose [2]. Aufgrund der Häufigkeit atherosklerotischer Veränderungen der Bauchaorta und der Nierenarterien ist bei allen älteren Hypertonikern ein renovaskuläre Hypertonie auszuschließen [3, 4]. Bei der Darstellung der Nierenarterien durch die Ultraschall-Doppler-Untersuchung sind in den letzten Jahren Fortschritte gemacht worden, die definitive Diagnose ist jedoch nur durch eine angiographische Untersuchung der Nierenarterien (intraarterielle digitale Subtraktionsangiographie, DSA) zu stellen.

Fazit für die Praxis: Auch beim älteren Patienten sollte an eine sekundäre Hypertonie gedacht werden. Kriterien, die für eine sekundäre Hypertonie sprechen, sind in Tab. 8 aufgeführt.

Literatur

1. OLIN JW, VIDT DG, GIFFORD RW, NOVICK AC. Renovascular disease in the elderly. An analysis of 50 patients. J Am Coll Cardiol 1985; 5: 1232.
2. GIFFORD JR RW. Isolated systolic hypertension in the elderly: some controversial issues. JAMA 1982; 247: 781.
3. YING CY, TIFFT CP, GAVRAS H, CHOBANIAN AV. Renal revascularisation in the azotemic hypertensive patient resistant to therapy. N Engl J Med 1984; 311: 1070.
4. KIRKENDALL WH, HAMMOND JJ. Hypertension in the elderly. Arch Intern Med 1980; 140: 1155.

3. Neurologisch-psychiatrische Störungen durch zerebrovaskuläre Veränderungen

Die arterielle Hypertonie im allgemeinen und damit auch die Altershypertonie führen zu zahlreichen pathologischen Veränderungen in nahezu allen Körperregionen (s. Kap. 6.1 - 6.6).
Im Vordergrund stehen aus neurologisch-psychiatrischer Sicht die Veränderungen an den großen und kleinen, die Blutversorgung des Gehirns sichernden Arterien, wie sie in Kap. 2 beschrieben werden. Neben der Arteriosklerose der Hirngefäße und den sich daraus entwickelnden Durchblutungsdefiziten ist zusätzlich noch zu berücksichtigen, daß auch die in Kap. 5 aufgeführten, durch die Altershypertonie verursachten hämodynamischen Veränderungen indirekt einen weiteren negativen Einfluß auf die Blutversorgung des Gehirns haben.
Im neurologisch-psychiatrischen Bereich gibt es folgende Krankheitsbilder, die sich im Rahmen einer Altershypertonie entwickeln können:

- **Akute Durchblutungsstörungen des Gehirns**, z.B. zerebrale Gefäßinsulte oder Ischämien, die zu lebensbedrohlichen neurologischen Ausfallserscheinungen führen können, und

- **chronisch-progrediente vaskuläre Veränderungen**, die zu weniger dramatischen neurologischen Ausfallserscheinungen führen, bei denen aber die Entwicklung eines hirnorganischen Psychosyndroms („Demenzsyndroms") im Vordergrund steht.

Die akuten zerebralen Durchblutungsstörungen werden im Bereich der klinischen Neurologie behandelt. In dem Maße, wie die psychopathologische Symptomatik zunimmt und dann überwiegt, werden Diagnostik und Therapie der durch die chronisch-progredienten vaskulären Veränderungen hervorgerufenen Störungen in der klinischen Psychiatrie durchgeführt.
Im ambulanten Bereich werden die zerebrovaskulär bedingten Erkrankungen in der Regel vom sogenannten Nervenarzt (Facharzt für Neurologie und Psychiatrie) diagnostiziert und behandelt. Im klinischen Bereich dagegen ist die Trennung von Neurologie und Psychiatrie durchgehend vollzogen. Hier kann es zwar gelegentlich zu sachlich

kaum gerechtfertigten „Kompetenzrangeleien" kommen, das ist aber höchst selten der Fall.

3.1 Die Epidemiologie zerebrovaskulärer Erkrankungen

Nach den Herzerkrankungen und malignen Tumoren stehen akute zerebrale Gefäßinsulte an dritter Stelle der Todesursachenstatistik. Mit steigendem Alter nimmt der zerebrale Insult als Todesursache zu. Nach dem 70. Lebensjahr ist er die zweithäufigste Todesursache [2].
Die arterielle Hypertonie spielt als Risikofaktor für das Auftreten eines zerebralen Insultes eine gewichtige Rolle. So erhöht sich bei bestehender arterieller Hypertonie das Risiko, einen zerebralen Gefäßinsult zu erleiden, um den Faktor 6–8 (s. Tab. 9).
Natürlich gibt es zahlreiche weitere Ursachenkomplexe, die zu einem zerebralen Gefäßinsult führen können, so daß Prävention und Therapie dieser lebensbedrohlichen Erkrankung medizinisch breit angelegt und fächerübergreifend sein müssen. Bei der Risikoabschätzung für die Entwicklung eines zerebralen Gefäßinsultes spielt bei vorliegender arterieller Hypertonie die Co- bzw. Multimorbidität des Patienten eine herausragende Rolle. Es ist zu bedenken, daß das Vorhandensein

Tab. 9: *Relatives Gewicht eines Risikofaktors für den ischämischen Insult (aus: DIENER HC, 1990)*

Risikofaktor	Faktor X
Alter 45-54	1,0
55-64	2,5
65-74	6,5
75-80	11,9
arterielle Hypertonie	6-8
transiente ischämische Attacke	6-7
Rauchen	1,5-2
Diabetes mellitus	2-3
Fettstoffwechselstörung	2
koronare Herzerkrankung	2-3
arterielle Verschlußkrankheit der Beine	3
chronischer Alkoholismus	2-3
Kontrazeptiva	?
Übergewicht	?
Polyglobulie	?

Tab. 10: Altersspezifische Prävalenz (%) von Demenzerkrankungen: Resultate einer Metaanalyse von 22 Feldstudien (aus: JORM AF u.a. The prevalence of dementia. A quantitative integration of the literature. Acta Psychiatr Scan 1987; 76: 465-479)

Altersgruppe	Prävalenzrate
60-64	0,7
65-69	1,4
70-74	2,8
75-79	5,6
80-84	10,5
85-89	20,8
90-95	38,6

weiterer Risikofaktoren die Wahrscheinlichkeit, einen zerebralen Insult zu erleiden, um mehr als das addierte kumulative Risiko erhöht.

Die Häufigkeit chronisch-progredienter vaskulärer zerebraler Erkrankungen nimmt mit dem Alter zu. Sehr wahrscheinlich besteht eine lineare Beziehung zur Prävalenz der Altershypertonie, deren Häufigkeit ebenfalls mit zunehmendem Alter ansteigt.

Da die sich chronisch-progredient entwickelnde zerebrovaskuläre Insuffizienz der Hirndurchblutung meist weniger dramatische (neurologische) Symptome, sondern vor allem psychopathologische Veränderungen zeigt, wird man diese in der großen Gruppe der Patienten finden, die unter einem hirnorganischen Psychosyndrom oder Demenzsyndrom leiden. Dieses ätiologisch unspezifische Syndrom kann aber auch verschiedene andere Ursachen haben.

Die Prävalenz von Demenzerkrankungen im Alter ist in Tab. 10 dargestellt. Abb. 8 gibt eine relative Übersicht über den Anteil zerebrovaskulärer Demenzerkrankungen an der Gesamtgruppe dieser Störungen. Die dort angegebenen Prozentwerte beruhen auf der Häufigkeit von jeweiligen Autopsiebefunden. Diese sind jedoch nur unter Vorbehalt als repräsentativ anzusehen. Der Anteil der Patienten mit Alzheimer Krankheit ist bei den über 65jährigen in der Praxis höher, etwa bei 55–60 %, anzusetzen, der mit einer zerebrovaskulär bedingten Demenz bei gut 20 % und der mit einer gemischten vaskulär-degenerativen Demenz bei gut 10 %. Der Rest der Patienten leidet unter anderen spezifischen dementiellen Erkrankungen. Nur ein kleiner Anteil der Patienten leidet unter den in der Praxis höchst seltenen anderen Demenzsyndromen. Alle diese Zahlen können nach den in verschiedensten Studien vorliegenden Daten

Neurologisch-psychiatrische Störungen

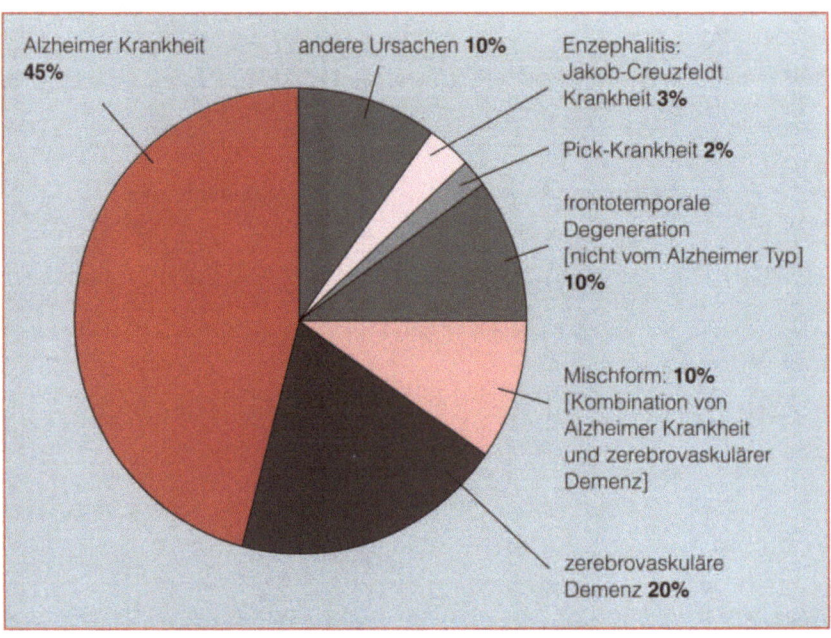

Abb. 8: Häufigkeit verschiedener Demenzerkrankungen im Alter aufgrund der Autopsiebefunde von 150 Patienten mit Demenzsyndromen im Senium und Präsenium. Längsschnittstudie von Lund. (aus: LAUTER und KURZ 1989. Nach: BRUN 1987. Persönliche Mitteilung)

nur geschätzt werden, da in den empirischen Untersuchungen von Studie zu Studie extreme Schwankungen der Häufigkeiten beschrieben worden sind.

In früheren Jahren ist die relative Zahl zerebrovaskulär bedingter Demenzen sicherlich überschätzt worden. Heute kann als gesichert gelten, daß mindestens 50 % der Demenzsyndrome sogenannte Demenzen vom Alzheimer Typ sind. Da hinsichtlich therapeutischer Möglichkeiten zwischen den vaskulär bedingten und alzheimertypischen Demenzformen erhebliche Unterschiede bestehen, ist es absolut wichtig, eine differenzierte und differenzierende Diagnostik durchzuführen.

3.2 Zur Physiologie der Hirndurchblutung

Das Gewicht eines gesunden Gehirns macht nur etwa 2 % des Körpergewichtes aus, doch benötigt es zur Aufrechterhaltung seiner Funktionen 15 - 20 % des Herzminutenvolumens bzw. des verfügbaren Sauerstoffs. 80 % der Hirndurchblutung versorgen die graue Substanz. Pro Stunde wird das Gehirn von ca. 800 ml Blut durchströmt. Die Ausstattung des Gehirns mit Gefäßen ist demgegenüber gering. Sie beträgt 1/6 im Vergleich mit dem Skelettmuskel und 1/10 im Vergleich mit dem Herzmuskel. Nach dem 50. Lebensjahr nimmt die Durchblutung mit steigendem Alter um 20 bzw. 40 % ab und damit auch der Sauerstoff- und Glukoseverbrauch.

Wird die Durchblutung akut unterbrochen, fehlt dem Gehirn bereits nach 6 - 8 Sek. der molekulare Sauerstoff in der grauen Substanz, nach 3 - 4 Min. ist die freie Glukose verbraucht. Schon nach 10 - 12 Sek. kommt es zu Bewußtlosigkeit, nach 4 - 5 Min. nekrotisieren die Ganglienzellen.

Die Durchblutungsgröße des Gehirns wird autoregulativ (sogenannter Bayliss-Effekt) konstant gehalten. Außerdem spielen metabolische Faktoren (pCO_2 und pO_2) eine wesentliche Rolle. Die Regulation der Hirndurchblutung ist auch von der Fluidität des Blutes abhängig.

Sinkt in einem umschriebenen Hirnareal die Durchblutung auf unter 30 % des Normalwertes, treten neurologische Symptome auf. Zuerst wird nur der Funktionsstoffwechsel, später der Strukturstoffwechsel beeinträchtigt. Dann kommt es zu morphologischen Veränderungen der Nervenzellen. Im Ischämiebereich kommt es zur Laktazidose mit der Folge einer Gefäßerweiterung. Die Sauerstoff- und Glukoseausnutzung ist jedoch reduziert, weil das ischämisch geschädigte Gewebe in seiner Stoffwechselaktivität pathologisch gestört ist. Die Folge ist eine sogenannte Luxusperfusion. Zeitlich daran anschließend ist eine Vasoparalyse zu beobachten: die Autoregulation des Gefäßsystems geht verloren.

Die häufigste Ursache für Gefäßveränderungen, die zu Durchblutungsstörungen des Gehirns führen, ist sowohl die Atherosklerose, die an den großen extrakraniellen - das Gehirn versorgenden - und an den großen intrakraniellen Gefäßen auftritt, als auch die sogenannte hypertonische Atherosklerose, die sich vorwiegend an den das Marklager der Hirnhemisphären, die Stammganglien und den Hirnstamm versorgenden langen Radiärgefäßen zeigt. Daneben gibt es embolische Gefäßverschlüsse und entzündliche Gefäßkrankheiten, die die Hirndurchblutung behindern können.

3.3 Die Klinik der zerebralen Durchblutungsstörungen

Konventionell wird klinisch zwischen akuten bzw. subakuten und chronischen zerebralen Durchblutungsstörungen getrennt.
Bei den erstgenannten Störungen spricht man von zerebralen Ge-

Neurologisch-psychiatrische Störungen

fäßinsulten oder zerebraler Ischämie, bei denen fokale Störungen des zerebralen Funktions- und/oder Strukturstoffwechsels durch Mangeldurchblutung zu akuten oder subakuten neurologischen Ausfällen führen. Nur 15 % der sogenannten Gefäßinsulte sind durch eine Massenblutung (Rhexisblutung) verursacht.

Je nach Versorgungsgebiet der verschlossenen oder erheblich eingeengten Gefäße kommt es zu spezifischen neurologischen Ausfallserscheinungen.

In der heutigen Zeit unterscheidet man ischämisch bedingte Insulte danach, ob sie im Rahmen einer Mikroangiopathie, einer Makroangiopathie oder in einer Kombination dieser beiden arteriellen Gefäßerkrankungen auftreten. Sie können im Stromgebiet der Arteria carotis interna, also im vorderen Hirnbereich, oder im Versorgungsbereich der Arteria vertebralis und Arteria basilaris, d.h. im hinteren Hirnkreislauf, auftreten.

Bei der zerebralen Mikroangiopathie, die überwiegend durch eine arterielle Hypertonie verursacht wird, können multiple umschriebene subkortikal gelegene Defekte auftreten, die als Lakunen bezeichnet werden. Die größeren von ihnen sind im kranialen Computertomogramm zu erkennen. Meistens handelt es sich um multiple Läsionen, die zu unterschiedlichen, umschreibbaren neurologischen Ausfällen (z.B. Dysarthrie, Ungeschicklichkeit bei Bewegungen, motorische Hemiparese, Ataxie, halbseitige Sensibilitätsstörungen u.a.) führen können.

Die ebenfalls durch eine arterielle Hypertonie bedingte subkortikale arteriosklerotische Enzephalopathie (SAE), die nach ihrem Erstbeschreiber auch Morbus Binswanger genannt wird, kann auch lakunäre Veränderungen hervorrufen, gleichzeitig aber eine typische „spongiöse" Demyelisierung des Muskellagers verursachen. Im kranialen Computertomogramm sind periventrikuläre Dichteminderungen zu erkennen, die sich auf das gesamte Marklager der Großhirnhemisphäre ausdehnen können.

Gerade diese Störung führt häufig zu psychischen Veränderungen, die sich in Form eines Demenzsyndroms oder neuropsychologischer Ausfälle zeigen. Es können aber auch immer wieder Ischämien in verschiedenen Gefäßbereichen („kleine Schlaganfälle") auftreten, sogenannte transitorische ischämische Attacken (TIA), die häufig leichtere oder auch schwerere Residuen hinterlassen.

Die systematische Ordnung der Erscheinungsformen bei zerebraler Minderdurchblutung hat einerseits zwar eine sinnvolle praktische Bedeutung, andererseits ist es aber schwierig, das jeweilige Krankheitsbild der einen oder anderen diagnostischen Kategorie zuzuordnen. Im Praxisalltag wird das Erscheinungsbild dieser Störungen nahezu immer durch sogenannte Mischbilder geprägt.

Die Symptomatik der akuten zerebralen Ischämien oder Gefäßinsulte

wird überwiegend durch neurologische Ausfallserscheinungen geprägt. Sie erfordern intensivmedizinische Versorgung.
Nach überstandenem Gefäßinsult bleiben häufig organische Ausfallserscheinungen bestehen. Es kann aber auch zu Demenzsyndromen kommen. Beide, organische Defizite wie Demenzsyndrome, bedürfen intensiver therapeutischer und rehabilitativer Maßnahmen. Die organischen Defizite werden in neurologisch orientierten Rehabilitationseinrichtungen zu behandeln versucht. Die nach akut überstandenem zerebralem Insult oder im Verlauf eines chronisch-involutiven Prozesses sich langsam entwickelnde hirnorganische Leistungsminderung, also das Demenzsyndrom z.B. im Rahmen einer zerbrovaskulären Insuffizienz, wird in der Regel ambulant behandelt. Hier handelt es sich überwiegend um nicht akut lebensbedrohliche Zustände, sondern um langsam fortschreitende involutive hirnorganische Prozesse, die keine stationäre Behandlung notwendig erscheinen lassen, es sei denn, das Demenzsyndrom ist so ausgeprägt, daß eine häusliche Pflege des Erkrankten nicht mehr zu bewältigen ist.
Man kann davon ausgehen, daß akute zerebrale Insulte aus der Perspektive des niedergelassenen Arztes eher seltene, aber höchst dramatische Eskalationen des zugrundeliegenden Krankheitsprozesses darstellen. Der überwiegende Anteil der Patienten leidet unter den Beschwerden eines sich langsam entwickelnden Demenzsyndroms oder, anders umschrieben, unter einem sogenannten hirnorganischen Psychosyndrom.

3.4 Die Diagnostik der vaskulären Demenz

Als Demenz- oder hirnorganisches Psychosyndrom wird der Zustand nach Verlust von in früherem Leben erworbenen Fähigkeiten durch organische Hirnkrankheiten bezeichnet. „Das Syndrom Demenz betrifft die ganze Persönlichkeit (‚Wesensänderung'), alle psychischen Funktionen (nicht nur Gedächtnis und Intellekt) und schließlich immer stärker vitale Basisfunktionen (Wachheit, vegetative Steuerung)" [7].
Nach der ICD-10 der WHO [9] ist das Demenzsyndrom folgendermaßen definiert:
Es verläuft als Folge einer Erkrankung des Gehirns gewöhnlich chronisch oder fortschreitend unter Beeinträchtigung vieler höherer kortikaler Funktionen, einschl. Gedächtnis, Denken, Orientierung, Auffassung, Rechnen, Lernfähigkeit, Sprache und Urteilsvermögen. Das Bewußtsein ist nicht quantitativ gestört. Die kognitiven Beeinträchtigungen sind meist begleitet von einer Verschlechterung der emotionalen Kontrolle, des Sozialverhaltens oder der Motivation. Diese Symptome sind gelegentlich auch Vorboten. Das Demenzsyndrom kommt bei der Alzheimer

Neurologisch-psychiatrische Störungen

Erkrankung, bei zerebrovaskulärer Erkrankung und bei anderen Zustandsbildern vor, die primär oder sekundär das Gehirn betreffen. Die psychopathologische Symptomatik kann als gemeinsame Strecke einer diffusen Schädigung des Gehirns, insbesondere der grauen Substanz, angesehen werden.

Diagnostische Leitlinien:
„Eine wesentliche Voraussetzung ist der Nachweis der Abnahme des Gedächtnisses und des Denkvermögens mit beträchtlicher Beeinträchtigung der Aktivitäten des täglichen Lebens. Die Störung des Gedächtnisses betrifft typischerweise Aufnahme, Speichern und Wiedergabe neuer Informationen. Früher gelerntes und vertrautes Material kann besonders in den späten Stadien ebenfalls verlorengehen. Demenz ist mehr als eine Gedächtnisstörung: Es besteht auch eine Beeinträchtigung des Denk- und Urteilsvermögens sowie eine Verminderung des Ideenflusses. Die Informationsverarbeitung ist beeinträchtigt. Für den Betreffenden wird es immer schwieriger, sich mehr als einem Stimulus gleichzeitig aufmerksam zuzuwenden, z.B. an einem Gespräch mit mehreren Personen teilzunehmen; der Wechsel der Aufmerksamkeit von einem Thema zum anderen ist erschwert. Für die Demenz als einzige Diagnose wird der Nachweis von Bewußtseinsklarheit gefordert. Die Doppeldiagnose eines Delirs bei Demenz ist jedoch häufig (F05.1). Für die zuverlässige klinische Diagnose einer Demenz müssen die erwähnten Symptome und Störungen mindestens sechs Monate bestehen."

Differentialdiagnostisch muß an das Vorliegen einer depressiven Störung (F3) gedacht werden, bei der sich ebenfalls Merkmale einer frühen Demenz, insbesondere Gedächtnisstörung, Verlangsamung des Denkens und Mangel an Spontanität (sogenannte depressive Pseudodemenz) zeigen können. Weiterhin muß auch ein Delir (F05) in Betracht gezogen werden, bei dem es sich um ein ätiologisch unspezifisches Syndrom handelt, das durch gleichzeitig bestehende Störungen des Bewußtseins und der Aufmerksamkeit, der Wahrnehmung, des Denkens, des Gedächtnisses, der Psychomotorik, der Emotionalität und des Schlaf-Wach-Rhythmus charakterisiert wird. Früher sprach man bei diesem Krankheitsbild von einem akuten oder subakuten Verwirrtheitszustand, von akutem exogenem Reaktionstyp, von akutem psychoorganischem Syndrom oder von einem (sub)akuten organischen Reaktionstyp. Auch eine leichte oder mittelschwere Intelligenzminderung, Zustandsbilder kognitiver Schwäche aufgrund schwerer gestörter sozialer Beziehungen mit mangelhaften Bildungsmöglichkeiten oder iatrogene psychische Störungen als Folge einer Medikation sollten ausgeschlossen werden.

Die Diagnostik der vaskulären Demenz

Tab. 11: Klassifikation der Demenzsyndrome nach nosologischen Gruppen

1. Primär degenerative Demenzen

Alzheimer Krankheit (AK)
- Atypische Formen der AK
Pick-Krankheit
Primäre progressive Dysphasie
Andere primär degenerative Demenzen

2. Andere Systemdegenerationen

Parkinson-Syndrom (PS)
Diffuse Lewy-Körperchen-Krankheit
Progressive supranukleäre Paralyse
Chorea Huntington
Thalamische Demenzen
Spinozerebelläre Degenerationen
ALS-PS-Demenz-Komplex

3. Vaskuläre Erkrankungen

Hochdruckassoziierte Erkrankungen
- Binswangersche Erkrankung
- Status lacunaris
Kardiogene Erkrankungen
- Embolien
- Hämodynamisch entstandene Infarkte
Arteriosklerose (Makroangiopathien)
- Embolien
- „low flow"
Amyloidangiopathien
- sporadisch, familiär

Zerebrale Vaskulitis
- primär, systemisch
Posturale Hypotonien
- Shy-Drager-Syndrom
- andere Multisystem-Degenerationen
Polyzythämie
Hyperviskositäts-Syndrome
Granuläre Rindenatrophien

4. Metabolische Enzephalopathien

5. Liquorzirkulationsstörungen

- NPH-Syndrom

6. Raumforderungen

7. Schädel-Hirn-Traumen

8. Infektiös-entzündliche Erkrankungen

9. Multiple Sklerose

10. Leukodystrophien, Neurolipidosen

11. Andere neurometabolische Erkrankungen

12. Andere Erkrankungen

- M. Paget
- Myoklonusepilepsien
- Curschmann-Batten-Steinert

Neurologisch-psychiatrische Störungen

Das soeben beschriebene Demenzsyndrom kann zahlreiche Ursachen haben, die in Tab. 11 zusammengestellt sind.
Wie oben bereits dargestellt, ist die häufigste Ursache für ein Demenzsyndrom die Alzheimer Krankheit.
Neben dieser wird die sogenannte vaskuläre Demenz (F01) in der ICD-10 folgendermaßen definiert:
„Die vaskuläre (früher atherosklerotische) Demenz, einschließlich Multiinfarkt-Demenz, unterscheidet sich von der Demenz beim Alzheimer durch den Beginn, die klinischen Merkmale und den Verlauf. Typischerweise bestehen in der Vorgeschichte transitorisch-ischämische Attacken mit kurzen Bewußtseinsstörungen, flüchtigen Paresen oder Visusverlust. Die Demenz kann auch einer Reihe von akuten zerebrovaskulären Ereignissen folgen oder, weniger häufig, einem einzelnen Schlaganfall. Eine gewisse Beeinträchtigung von Gedächtnis und Denken tritt dann zutage. Die Demenz kann nach einer einzelnen ischämischen Episode abrupt auftreten oder sich allmählich entwickeln, und sie ist gewöhnlich das Resultat einer Infarzierung des Gehirns als Folge einer vaskulären Erkrankung, einschließlich der zerebrovaskulären Hypertonie. Die Infarkte sind meist klein, aber kumulieren in ihrer Wirkung. Der Beginn liegt gewöhnlich im späten Lebensalter".

Diagnostische Leitlinien:
Wesentliche Voraussetzung ist das Vorliegen eines Demenzsyndroms, wie es oben beschrieben wurde. „Die kognitive Beeinträchtigung ist gewöhnlich ungleichmäßig, so daß Gedächtnisverlust, intellektuelle Beeinträchtigung und neurologische Herdzeichen auftreten können. Einsicht und Urteilsfähigkeit können relativ gut erhalten sein. Ein plötzlicher Beginn, eine schrittweise Verschlechterung und auch neurologische Herdzeichen und Symptome erhöhen die Wahrscheinlichkeit der Diagnose. Bestätigt werden kann sie in manchen Fällen nur durch Computertomographie oder letztendlich durch die neuropathologische Untersuchung.
Als zusätzliche Merkmale kommen vor: Hypertonie, Carotisgeräusche, Affektlabilität mit vorübergehender depressiver Stimmung, Weinen oder unbeherrschtem Lachen, vorübergehende Episoden von Bewußtseinstrübung oder Delir, oft durch weitere Infarkte hervorgerufen. Man nimmt an, daß die Persönlichkeit relativ gut erhalten bleibt, aber in einigen Fällen können sich Persönlichkeitsveränderungen mit Apathie oder Enthemmung oder eine Zuspitzung höherer Persönlichkeitszüge, wie Ich-Bezogenheit, paranoide Haltungen oder Reizbarkeit, entwickeln".
Differentialdiagnostisch muß an ein Delir (F05) und andere Demenzformen, speziell bei der Alzheimer Erkrankung (F00), affektive Störungen (F30 - F39), leichte oder mittelgradige Intelligenzminderung (F70 - F71) oder ein subdurales Hämatom (S06.5) gedacht werden.

Die Diagnostik der vaskulären Demenz

Eine vaskuläre Demenz kann gemeinsam mit einer Demenz vom Alzheimer Typ (unter F00.2 zu kodieren) vorhanden sein, wenn z.B. zu einer nach klinischem Bild und Vorgeschichte vermuteten Alzheimer Krankheit eine vaskuläre Episode hinzukommt.
Eine weitere Spezifizierung der diagnostischen Klassifikation der vaskulären Demenz ist der Tab. 12 zu entnehmen.

Tab. 12: Diagnostische Untergruppen der vaskulären Demenz (F01) nach ICD-10 [9]

F01.0   **vaskuläre Demenz mit akutem Beginn**

Diese entwickelt sich gewöhnlich plötzlich nach einer Reihe von Schlaganfällen als Folge von zerebrovaskulärer Thrombose, Embolie oder Blutung. In seltenen Fällen kann eine einzige massive Blutung die Ursache sein.

F01.1   **Multiinfarkt-Demenz (vorwiegend kortikal)**

Sie beginnt allmählicher als die akute Form nach mehreren kleineren ischämischen Episoden, die zu einer Anhäufung von lakunären Defekten im Hirngewebe führen.

F01.2   **subkortikale vaskuläre Demenz**

Hierzu zählen Fälle mit Hypertonie in der Anamnese und ischämischen Herden im Marklager der Hemisphären. Diese können klinisch vermutet und im Computertomogramm nachgewiesen werden. Im Gegensatz zum klinischen Bild, das sehr an eine Demenz bei Alzheimer Krankheit erinnert, ist die Hirnrinde gewöhnlich intakt. (Bei Nachweis einer diffusen Entmarkung der weißen Substanz kann der Ausdruck „Binswanger Enzephalopathie" verwendet werden.)

F01.3   **gemischte (kortikale und subkortikale) vaskuläre Demenz**

Eine Kombination kortikaler und subkortikaler Anteile bei den vaskulär bedingten Demenzen kann aufgrund des klinischen Bildes und/oder der Ergebnisse zusätzlicher Untersuchungen (einschließlich Autopsie) vermutet werden.

F01.8   **andere vaskuläre Demenz**

F01.9   **nicht näher bezeichnete vaskuläre Demenz**

Tab. 13: Die häufigsten Ursachen behebbarer Demenzzustände (in Anlehnung an MUMENTHALER 1987, aus: LAUTER und KURZ, 1989 [3])

1. **Vaskulopathien**
   a) Infektiös bedingte Erkrankungen der Hirngefäße (z.B. Lues cerebrospinalis)
   b) Zerebrale Gefäßkollagenosen auf der Grundlage von Autoimmunkrankheiten (z.B. systematischer Lupus erythemathodes, Riesenzellarteriitis)
2. **Rheologisch bedingte Hirndurchblutungsstörungen**
   (z.B. bei Polyzythämie, Hyperlipidämie, multiplem Myelom)
3. **Enzephalitiden** (z.B. progressive Paralyse, chronische tuberkulöse Meningoenzephalitis, Toxoplasmose)
4. **Gutartige Hirntumoren** (z.B. Stirnhirnmeningeom, Akustikusneurinom mit okklusivem Hydrozephalus, zystische Tumoren des 3. Ventrikels)
5. **Chronisches subdurales Hämatom**
6. **Kommunizierender Hydrozephalus**
7. **Intoxikationen**
   a) Industriegifte (z.B. Kohlenmonoxid, Quecksilber, Blei, Perchloräthylen)
   b) Medikamente (z.B. Psychopharmaka, anticholinerge Substanzen, Antihypertonika, Antikonvulsiva, Betablocker, Cimetidin, Digoxin)
   c) Alkohol
8. **Stoffwechselerkrankungen**
   a) Zerebrale Hypoxie bei pulmonalen, kardiologischen und hämatologischen Erkrankungen
   b) Störungen des Leberstoffwechsels (z.B. bei portokavalem Shunt, Morbus Wilson, Hämochromatose)
   c) Dialyse-Enzephalopathie
   d) Hyperlipidämie
9. **Elektrolytstörungen**
   a) Hyponatriämie (z.B. bei ungenügender Kochsalzzufuhr oder im Zusammenhang mit diuretischer Behandlung)
   b) Hypernatriämie (z.B. bei inadäquater Flüssigkeitszufuhr oder übermäßigem Flüssigkeitsverlust)
10. **Endokrinopathien**
    a) Hypothyreose
    b) Hyperthyreose
    c) Hypoparathyreoidismus
    d) Hyperparathyreoidismus
11. **Vitaminmangelkrankheiten**
    a) Vitamin B_{12}-Mangel (z.B. bei perniziöser Anämie)
    b) Folsäuremangel
    c) Vitamin B_1-Mangel
    d) Vitamin B_6-Mangel

Die Diagnostik des Demenzsyndroms im allgemeinen sollte so früh wie möglich einsetzen, um evtl. zugrundeliegende Hirn- und Systemerkrankungen, hier ggf. die Altershypertonie, aufzudecken und diese exogenen hirnschädigenden Faktoren auszuschalten. Ist das möglich, kann es bei gezielter Therapie auch zu einer Rückbildung des Demenzsyndroms kommen. Die häufigsten Ursachen solcher behebbarer Demenzzustände sind in Tab. 13 zusammengestellt.

Da die Entwicklung eines Demenzsyndroms oft chronisch und nur langsam progredient verläuft, zudem mit völlig unspezifischen Beschwerden und Klagen beginnt, ist es schwer, dieses dann nur in schwachen Umrissen erkennbare Syndrom rechtzeitig zu diagnostizieren. Allzuoft wird das fraglos zunehmend auffälligere Befinden und Verhalten eines Erkrankten auf das fortgeschrittene Lebensalter, auf allgemeine Belastungen, auf andere körperliche Erkrankungen, auf Undiszipliniertheit oder Unwilligkeit usw. zurückgeführt. In der frühen Phase der Erkrankung ist es zudem schwer, leichtere krankheitsbedingte kognitive Störungen und Defizite von der sogenannten benignen Altersvergeßlichkeit zu trennen.

Tab. 14: Globale Verschlechterungsskala (Global Deterioration Scale = GDS) der DAT (Demenz vom Alzheimer Typ) und der altersbedingten kognitiven Störungen (aus: REISBERG B. Hirnleistungsstörungen: Alzheimersche Krankheit und Demenz. Beltz: Weinheim 1986)

Grad des kognitiven Defizits	Klinische Eigenschaften
1. Sehr leicht	**Subjektive Klagen über Gedächtnisstörungen,** u.a. in folgenden Bereichen: • Nichtwiederfinden von häufig gebrauchten Gegenständen. • Vergessen von Namen; keine mnestischen Störungen bei Befragung, keine Veränderung des beruflichen und sozialen Lebens.
2. Leicht	**Erste erkennbare Defizitsymptome:** • Patient verirrt sich leicht. • Berufliche Leistungsfähigkeit nimmt ab. • Auffällige Wort- und Namenfindungsstörungen. • Merkfähigkeit läßt nach. • Patient verliert oder verlegt Gegenstände und findet sie nicht wieder. • Konzentrationsschwierigkeiten klinisch nachweisbar.

Neurologisch-psychiatrische Störungen

Grad des kognitiven Defizits	Klinische Eigenschaften
3. Mäßig	**Deutliche Defizite bei Befragung** • Patient ist schlecht informiert über das aktuelle Geschehen. • Läßt Erinnerungslücken erkennen. • Erhebliche Konzentrationsschwierigkeiten beim Subtraktionstest. • Fähigkeit, zu verreisen und das eigene Geld zu verwalten, nimmt ab. • Unfähigkeit, komplexe Aufgaben auszuführen. • Patient verdrängt diese Situation und vermeidet Konkurrenzsituationen.
4. Mittel	**Beginnende Demenz** • Patient ist auf Hilfe angewiesen. • Vergißt wichtige Dinge des täglichen Lebens (z.B. Adresse, Telefonnummer, Namen naher Verwandter, Name seiner Schule oder Universität). • Räumliche und zeitliche Desorientiertheit. • Fehler beim Ankleiden (z.B. rechten Schuh an linken Fuß).
5. Schwer	**Mittlere Demenz** • Erinnerung an kurz zurückliegende Ereignisse völlig verloren. • Ungenaue Erinnerung an Ereignisse in seiner Vergangenheit. • Vom Ehepartner völlig abhängig, kann sich an dessen Namen oft nicht erinnern. • Nimmt Umwelt nicht mehr wahr. • Kann nicht von 10 an rückwärts zählen. • Tag-Nacht-Rhythmus gestört. • Persönlichkeits- und Affektivitätsveränderungen (Halluzinationen, Zwangshandlungen, Angst, geschäftiges Treiben, kognitive Abulie).
6. Sehr schwer	**Fortgeschrittene Demenz** • Verlust der Sprachfähigkeit. • Urininkontinenz. • Gehstörungen. Das Gehirn scheint keine Signale mehr an die Peripherie zu senden. Alle kortikalen Funktionen sind betroffen.

Die Diagnostik der vaskulären Demenz

Tab. 15: *Mini-Mental-State (MMS) (nach:* Folstein *MF et al. „Mini mental state": a practical method of grading the cognitive state of patients for the clinician. J Psychiatr Res 1975; 12: 189 - 198)*

1. Orientierung		Score
Jeweils 1 Punkt für jede richtige Antwort	1. Jahr	1
	2. Jahreszeit	1
	3. Datum	1
	4. Wochentag	1
	5. Monat	1
	6. Bundesland	1
	7. Region/Kreis	1
	8. Stadt	1
	9. Klinik	1
	10. Station	1
		Σ
2. Merkfähigkeit		
VL nennt nebenstehende Begriffe und fordert den Pb anschließend zur Reproduktion auf; es wird 1 Pkt für jede richtige Antwort vergeben.	11. »Auto«	1
	12. »Blume«	1
	13. »Kerze«	1
		Σ
Wenn nicht alle 3 Begriffe genannt wurden, erneute Darbietung durch den Versuchsleiter usw.; max. 6 Wiederholungen. Anzahl der Versuche bis zur vollständigen Reproduktion der 3 Wörter:	14.	

Neurologisch-psychiatrische Störungen

3. Aufmerksamkeit und Zahlenverständnis Score

In 7er Schritten, beginnend bei 100, rückwärts zählen; Abbruch bei 5 Antworten; 1 Pkt./richtige Antwort

15. »93« — 1
16. »86« — 1
17. »79« — 1
18. »72« — 1
19. »65« — 1

Σ

Alternativ: Radio rückwärts buchstabieren max. 5 Punkte

20. o-i-d-a-r ☐

4. Erinnerungsfähigkeit

Den Pb nach den bei 2. genannten Wörtern fragen; 1 Pkt. /richtige Nennung

21. »Auto« — 1
22. »Blume« — 1
23. »Kerze« — 1

Σ

5. Sprache

Ein Punkt für jede korrekte Testreaktion

24. Armbanduhr benennen — 1
25. Bleistift benennen — 1
26. Nachsprechen des Satzes: "Sie leiht ihm kein Geld mehr" — 1
27. Kommando befolgen:
    - Blatt Papier in die rechte Hand, — 1
    - in der Mitte falten, — 1
    - auf den Tisch legen — 1

Die Diagnostik der vaskulären Demenz

Score

28. Anweisung auf der Rückseite dieses Blattes vorlesen und befolgen ☐ 1

29. Schreiben eines vollständigen Satzes (Rückseite) ☐ 1

30. Nachzeichnen (s. Rückseite) ☐ 1

Σ _____

Gesamtpunktwert Max.. 30, wobei Punktwerte von 0 - 20 auf Demenz hinweisen. ☐

Beachte:
Bei einer erreichten Punktzahl unter 10 ist von einer Bearbeitung weiterer aktiver Testteile abzusehen und sofort auf das Fremd-Rating überzugehen.

Rückseite des Blattes

28. Bitte schließen Sie die Augen!

29. _____

_____

_____

30. Nachzeichen

49

Neurologisch-psychiatrische Störungen

Tab. 16: Ischämie-Score (nach: HACHINSKI VC, et al. Cerebral blood flow in dementia. Arch Neurol 1975; 32: 632-637)

Klinischer Fragebogen zur Differenzierung zwischen seniler Demenz vom Alzheimer Typ (**SDAT**) und Multiinfarkt-Demenz (**MID**)

	Score
1. **Plötzlicher Beginn der Erkrankung** Eine auffällige Verhaltensänderung, wie z.B. plötzliche Verwirrtheit, Desorientiertheit oder Verlust des Sprachvermögens, die möglicherweise nach einem Schlaganfall auftraten und nicht in Zusammenhang mit einer anderen Krankheit stehen.	2
2. **Schrittweise Verschlechterung** Mindestens ein Ereignis, dem ein Verlust kognitiver Fähigkeiten folgte, mit unvollständiger Restitution zum ursprünglichen Funktionszustand.	1
3. **Wechselhafter Verlauf der Symptomatik** a) Nach einer anfänglichen Abnahme kognitiver Fähigkeiten erfolgte eine vollständige oder partielle Remission, oder b) eine zeitweilig unterbrochene Phase der Verwirrtheit und Desorientiertheit.	1
4. **Nächtliche Verwirrtheit** Mehrmalige Episoden der psychomotorischen Unruhe, Verwirrtheit oder Erregtheit des Nachts.	1
5. **Persönlichkeit ist eher erhalten.**	1
6. **Depression** Der Patient wird von dem ihn betreuenden und behandelnden Personal (Ärzte, Pflegepersonal u.a.) als depressiv beschrieben.	1
7. **Somatische Beschwerden** Wiederholte Klagen über körperliche Beschwerden, die ärztlich behandelt wurden und trotzdem ohne offenkundige Erklärung weiterbestanden.	1
8. **Emotionale Inkontinenz** Unangemessenes Lachen und/oder Weinen.	1
9. **Anamnestische Hypertonie** a) Bekannte Hypertonie vor (stationärer) Aufnahme oder	1

b) hypertone Blutdruckwerte, nach Gutdünken definiert als Überschreitung des systolischen Blutdruckes von 170 mmHg oder des diastolischen Blutdruckes von 100 mmHg, mindestens zweimal während des Aufenthaltes in der gewohnten Umgebung gemessen.

10. Anamnestisch Schlaganfall/Schlaganfälle   2
Medizinische oder neurologische Untersuchung erbrachte die Diagnose eines Schlaganfalls oder Vorgeschichte von Schlaganfällen in der Anamnese.

11. Vorliegen einer extrazerebralen Arteriosklerose   1

12. Neurologische Herdsymptome   2
Vorhandensein von Symptomen, die im allgemeinen mit neurologischen herdförmigen Erkrankungen in Zusammenhang gebracht werden, wie beispielsweise Aphasie, unilaterale Schwäche oder Tremor.

13. Neurologische Herdzeichen   2
Herdhinweise bei der neurologischen Untersuchung, wie beispielsweise der Babinski-Reflex, Gesichtsfeldanomalien usw.

Diagnose: bitte ankreuzen

Summe der Scores: 0- 4 Punkte **SDAT**
                            7-18 Punkte **MID**

Eine Hilfe bei der Syndromdiagnostik kann die sogenannte Globale Verschlechterungsskala der Demenz vom Alzheimer Typ und der altersbedingten kognitiven Störungen von REISBERG (1986) sein (s. Tab. 14). In ihr werden die Ausprägungsgrade der kognitiven Defizite beschrieben, wie sie auch bei der vaskulären Demenz aufzutreten pflegen. Orientiert an dieser Skala kann somit einmal das Ausmaß der Demenzsymptomatik definiert werden, zum anderen kann bei in größeren Zeitabständen durchgeführten Untersuchungen die Dynamik des involutiven Prozesses erfaßt werden.

Ein weiteres, weit verbreitetes Untersuchungsinstrument, das mit geringem Zeitaufwand eingesetzt werden kann, ist der MINI-MENTAL-STATE (MMS) nach FOLSTEIN u.a. (1975), der in Tab. 15 dargestellt ist. Mit ihm wird in einfacher Weise das Ausmaß der kognitiven Störungen eines Patienten erfaßt.

Neurologisch-psychiatrische Störungen

Tab. 17: Untersuchungsgang zur Diagnostik bei Demenzen

		Diagnostische Bedeutung
1. Anamnese		
Erkrankungsbeginn und Verlauf		Vaskuläre Demenz/ Degenerative Hirnerkrankung
Medikamente; besondere (z.B. berufliche) Exposition, Toxine		Toxisch-metabolische Enzephalopathien
2. Untersuchungsbefunde		
Internistisch:	Tumor, chronische Entzündung, Amyloidose	Paraneoplastisches Syndrom, Immunvaskulopathie, M. Whipple
Neurologisch:	Fokale oder multifokale Ausfälle	Insult, Tumor, System-Degeneration
Psychiatrisch:	??	Oligophrenie, Depression („Pseudodemenz")
3. Labor		
Routine:	BSG, Blutbild, E'lyte, BZ-Tagesprofil, Leberenzyme, Nierenretentionswerte, B12- und Folsäure-Spiegel, Schilddrüsenwerte, Triglyceride, Cholesterin, Lues-Serologie	Metabolische Enzephalopathien, Lues
Besondere Fragestellungen:	Schwermetalle, Kupferstoffwechsel, Immun- und Lipid-Elektrophorese, Gerinnungsstatus, Parathormon, Kortisol, Aminosäuren, Leukozyten-Enzyme	Metabolisch-toxische Enzephalopathien
Liquor:	Zytologie, Albumin, oligoklonale Banden, Lues-Serologie	Multiple Sklerose, Lues
4. Apparative Untersuchungen		Tumor, Metastasen
Röntgen:	Thorax, Schädel Schädel-CT	Tumor, chronisches Subduralhämatom, vaskuläre Schäden, Hydrozephalus (NPH)
Elektrophysiologie:	EEG SEP, VEP, ERG, NLG	Enzephalitis, Herdbefund Multiple Sklerose, Hinweis auf einige neurometabolische Erkrankungen
5. Ergänzende Untersuchungen Kernspintomographie		
Biopsie (Rektum-, Dünndarmschleimhaut, Knochenmark, Leber, N. suralis)		M. Whipple; einige neurometabolische Erkrankungen
HIV-Serologie		AIDS-Demenz-Komplex

Die bis hierher dargestellten Untersuchungsinstrumente sind zur Diagnostik des allgemeinen Demenzsyndroms geeignet, ohne daß aus den Ergebnissen auf seine Ursache geschlossen werden kann. Eine Differenzierung zwischen der primär degenerativen Störung der Hirnfunktionen im Sinne der Demenz vom Alzheimer Typ und der vaskulären Demenz ermöglicht mit gewissen Einschränkungen die Feststellung des sogenannten Ischämie-Scores nach HACHINSKI u.a. (1975), in dem überwiegend Symptome der vaskulären Demenz abgefragt werden. Je höher der ermittelte Punktwert („Score") ist, desto wahrscheinlicher ist die Diagnose einer vaskulären Demenz (Tab. 16).

Zur Diagnostik der Demenz im allgemeinen und der vaskulären Demenz im besonderen ist, worauf schon wiederholt hingewiesen wurde, ein differenzierter Untersuchungsgang notwendig. Dieser ist in Tab. 17 zusammengestellt.

Wichtig - und deswegen abschließend noch einmal besonders betont - ist eine differenzierende Diagnostik, da sich für die Behandlung der zerebrovaskulären Störungen bessere therapeutische Möglichkeiten ergeben als für die bis heute kaum behandelbare Demenz vom Alzheimer Typ.

Literatur

1. BRANDT T, DICHGANZ J, DIENER HC (Hrsg.). Therapie und Verlauf neurologischer Erkrankungen. 2. Aufl. Kohlhammer: Stuttgart, Berlin, Köln 1993.
2. DIENER HC. Klinik und Therapie zerebraler Durchblutungsstörungen. Edition Medizin: Weinheim 1990.
3. LAUTER H, KURZ A. Demenzerkrankungen im mittleren und höheren Lebensalter. In: KISKER KP, LAUTER H , MEYER JE, MÜLLER C, STRÖMGREN E (Hrsg.). Psychiatrie der Gegenwart. 8. Alterspsychiatrie. 3. Aufl. Springer: Berlin, Heidelberg, New York 1989.
4. POECK K. Neurologie. 8. Aufl. Springer: Berlin, Heidelberg, New York 1992.
5. POECK K (Hrsg.). Klinische Neuropsychologie. 2. Aufl. Thieme: Stuttgart, New York 1989.
6. RUDOLF GAE. Der psychogeriatrisch Kranke in der ärztlichen Sprechstunde. Vieweg: Braunschweig, Wiesbaden 1993.
7. SCHARFETTER C. Allgemeine Psychopathologie. 3. Aufl. Thieme: Stuttgart, New York 1991.
8. TÖLLE R. Psychiatrie. 11. Aufl. Springer: Berlin, Heidelberg, New York 1996.
9. Weltgesundheitsorganisation: Internationale Klassifikation psychischer Störungen. ICD-10 Kapitel V (F). Klinisch-diagnostische Leitlinien. Hrsg. von DILLING H, MOMBOUR W, SCHMIDT MH. 2. Aufl. Huber: Bern, Göttingen Toronto 1993.

4. Ergebnisse der großen Studien zur Therapie der Altershypertonie

4.1 Zielsetzungen und Konzeption der Untersuchungen

Nachdem in den sechziger und siebziger Jahren durch große prospektive Untersuchungen geklärt wurde, daß eine medikamentöse Therapie auch bei milder Hypertonie die kardiovaskuläre Prognose verbessert [1-3], bestand doch lange Zeit die Meinung, daß eine Hypertonie im Alter ein physiologischer Anpassungsmechanismus an veränderte kardiale und vaskuläre Bedingungen sein könnte. Das kardiovaskuläre Risiko beim älteren Hypertoniker ist im Vergleich zu jüngeren Hypertonikern jedoch deutlich erhöht. Während bei Hypertonikern zwischen 30 und 40 Jahren innerhalb von 10 Jahren in nur einem Prozent kardiovaskuläre Komplikationen auftreten, ist dies bei Hypertonikern in der Altersstufe zwischen 65 und 80 Jahren bereits bei bis zu 30 % der Patienten der Fall. Kritiker werden nun anmerken, daß das Alter an sich der wichtigste kardiovaskuläre Risikofaktor ist und daß sich auch bei älteren Patienten mit normalem Blutdruck die Inzidenz von kardiovaskulären Ereignissen deutlich erhöht.
Trotzdem ist aber die Chance, einer signifikanten Zahl von Patienten zu helfen, wesentlich größer, wenn die zu vermeidenden Komplikationen in hohem Maße beseitigt werden. Ausgehend von diesen theoretischen Überlegungen wurden die ersten größeren Untersuchungen zur Altershypertonie durchgeführt.

Literatur

1. Veterans Administration Co-Operative Study on Antihypertensive Agents. Effects of treatment on morbidity in hypertension. I. Results in patients with diastolic pressure averaging 115 through 129 mmHg. J Am Med Assoc (JAMA) 1967; 202: 1028.
2. Veterans Administration Co-Operative Study on Antihypertensive Agents. Effects of treatment on morbidity in hypertension. II. Results in patients with diastolic pressure averaging 90 through 114 mmHg. J Am Med Assoc (JAMA) 1970; 213: 1143.
3. Veterans Administration Co-Operative Study on Antihypertensive Agents. Effects of treatment on morbidity in hypertension. III. Influence of age, diastolic pressure and prior cardiovascular disease: further analysis of side effects. Circulation 1972; 45: 991.

4.2 Die ersten größeren Untersuchungen zur Altershypertonie aus den 80er Jahren

Die Australian National Blood Pressure Study [1] wurde Anfang der achtziger Jahre veröffentlicht. Sie untersuchte die Wirksamkeit einer Blutdrucksenkung auch bei milder Hypertonie. Eine Untergruppe - die „over 60 years"-Gruppe zeigte darüber hinaus auch die prognostische Bedeutung einer Therapie der Altershypertonie.

Ebenso wie bei den jüngeren Patienten zeigte sich bei Hypertonikern über 60 Jahren eine signifikante Reduktion von tödlichen und nichttödlichen kardiovaskulären Ereignissen (Myokardinfarkt, zerebrovaskuläres Ereignis), während die nichtkardiovaskulären Todesursachen unverändert blieben. Die Studie war nicht geplant, um verschiedene Medikamente miteinander zu vergleichen. Die Patienten wurden in der Verumgruppe zunächst mit einem Thiazid-Diuretikum behandelt. Wenn nötig wurden Betablocker oder zentrale Antihypertensiva hinzugefügt (Abb. 9).

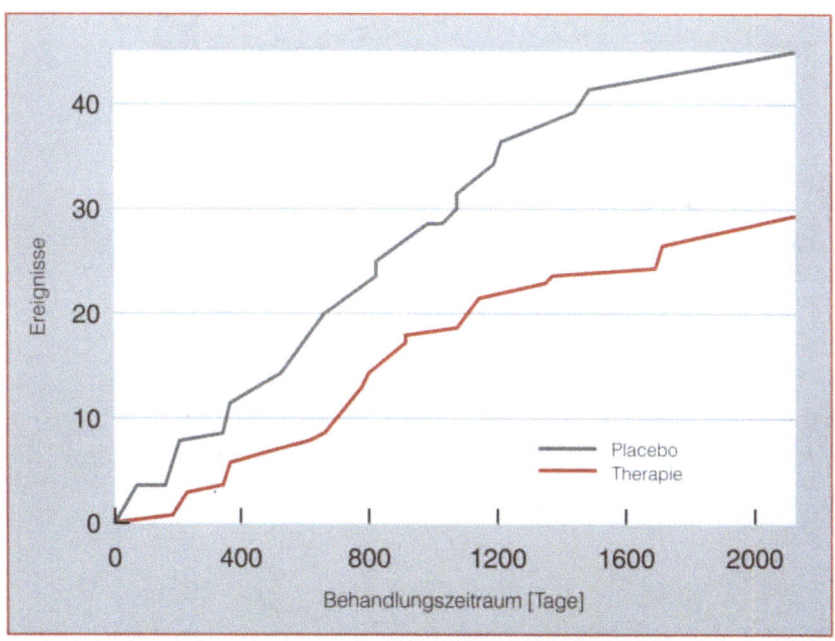

Abb 9: Ergebnisse der Australian National Blood Pressure Study: „Over 60 years"-Gruppe (n = 293, aktive Behandlung), Vergleich der Häufigkeit kardiovaskulärer Ereignisse (Schlaganfall, Myokardinfarkt, Tod) (Management Committee, Lancet 1980)

Ergebnisse der großen Studien zur Therapie der Altershypertonie

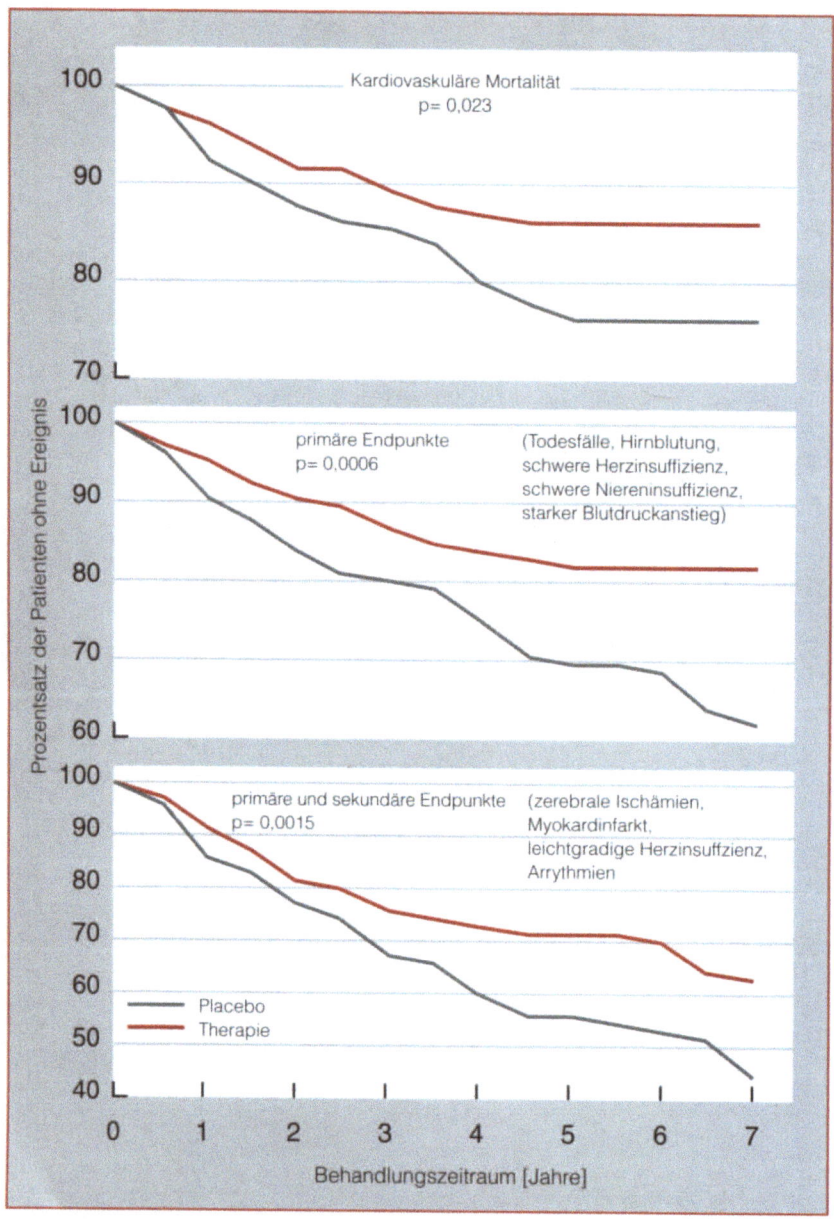

Abb. 10: Ergebnisse der European Working Party on Hypertension in the Elderly, Lancet 1985

Diese Ergebnisse wurden durch die Studie der European Working Party on Hypertension in the Elderly (EWPHE) bestätigt [2, 3]. Bei 840 Patienten älter als 60 Jahre wurde die Wirkung einer Therapie mit Hydrochlorothiazid plus Triamteren untersucht. Bei fehlender antihypertensiver Wirksamkeit wurde Methyldopa hinzugefügt.

Einschlußkriterien waren ein diastolischer Blutdruck zwischen 90 und 119 mmHg und ein systolischer Blutdruck zwischen 160 und 239 mmHg. Während die Gesamtmortalität (- 26 %, p = 0.077) eine statistisch signifikante Reduktion nicht erreichte, waren die kardiovaskuläre Mortalität (- 38 %, p = 0.023) und die Gesamtzahl kardiovaskulärer Ereignisse in der Studie vermindert. Trotz dieser überzeugenden Daten muß man sich bei dieser Art von Studien immer klarmachen, wie viele Patienten wie lange behandelt werden müssen, um einen Effekt zu erzielen. Im EWPHE war die Mortalität um 14 Todesfälle pro 1000 Patientenjahre vermindert.

Insgesamt war bei Patienten älter als 80 Jahre kein positiver Effekt festzustellen.

> Fazit für die Praxis: Schon in den achtziger Jahren wurde der Nutzen einer antihypertensiven Therapie auch für ältere Patienten gezeigt. Reduziert wurde die kardiovaskuläre Mortalität, während der Einfluß auf die Gesamtmortalität fraglich blieb.

Literatur

1. Report by the Management Committee. The Australian therapeutic trial on mild hypertension. Lancet 1980; 1: 1261.
2. Amery A, Birkenhäger W, Brixko P, Bulpitt C, Clement D, Deruyttere M, De Schaepdryver A, Dollery C, Fagard R, Forette F, Forte J, Hamdy R, Henry FL, Joosens JV, Leonetti G, Lund-Johansen O, O'Malley K, Petrie J, Strasser T, Tuomilehto J, Williams B. Mortality and morbidity results from the European Working Party on high blood pressure in the elderly trial. Lancet 1985; 1, 1349.
3. Amery A, Birkenhäger W, Brixko P, Bulpitt C, Clement D, Deruyttere M, De Schaepdryver A, Dollery C, Fagard R, Forette F, Forte J, Hamdy R, Henry FL, Joosens JV, Leonetti G, Lund-Johansen O, O'Malley K, Petrie J, Strasser T, Tuomilehto J, Williams B. Efficacy of antihypertensive drug treatment according to age, sex, blood pressure, and previous cardiovascular disease in patients over the age of 60. Lancet 1986; ii: 589.

4.3 STOP-Hypertension-Studie (Swedish trial in old patients with hypertension)

Die STOP-Studie hat die Fragestellung der vorhergehenden Untersuchungen zur Altershypertonie erweitert. Während die Altersgrenze vorher in der Regel bei 60 Jahren lag, wurden in der STOP-Studie Patienten im Alter von 70 - 84 Jahren untersucht. In einer Multizenterstudie wurden 1627 Patienten untersucht. In der Verumgruppe (812 Patienten) wurde mit drei verschiedenen Betablockern (50 mg Atenolol, 100 mg Metoprolol oder 5 mg Pindolol) oder 25 mg Hydrochlorothiazid plus 2,5 mg Amilorid behandelt. Die Auswahl der Substanzen kam zustande, indem die zu Beginn der Studie in Schweden am häufigsten verschriebenen Antihypertensiva ausgewählt wurden. Einschlußkriterien waren ein systolischer Blutdruck über 180 mmHg mit einem diastolischen Druck über 90 mmHg oder ein diastolischer Blutdruck über 105 mmHg zu drei verschiedenen Zeitpunkten.

Auch diese Untersuchung war nicht konzipiert, um einen Unterschied zwischen verschiedenen Antihypertensiva zu zeigen. Die mittlere Blutdrucksenkung betrug 19,5/8,1 mmHg. In der behandelten Gruppe war die Häufigkeit der primären Endpunkte der Untersuchung (Schlaganfall, Myokardinfarkt und kardiovaskuläre Todesfälle) signifikant vermindert (94 in der Placebogruppe vs. 58 in der behandelten Gruppe, p = 0,0031). Auch die Gesamtmortalität war signifikant reduziert (63 vs 36, p = 0,0079).

Die Unterschiede zwischen Placebo und Verum konnten bis zum Alter von 84 Jahren festgestellt werden. Im Gegensatz zu den vorherigen Untersuchungen konnte in der STOP-Studie auch bei sehr alten Hypertonikern ein positiver Effekt einer Therapie der Hypertonie mit Betablockern oder Diuretika festgestellt werden.

> Fazit für die Praxis: In der STOP-Hypertension-Studie wurde der Nutzen einer antihypertensiven Therapie auch für sehr alte Hypertoniker zweifelsfrei gezeigt.

Literatur

Dahlhöf B, Lindholm LH Hansson L, Schersten B, Ekbom T, Wester PO. Morbidity and mortality in the Swedish Trial in Old Patients with Hypertension (STOP-Hypertension). Lancet 1991; 338, ii: 1281.

STOP-Hypertension-Studie

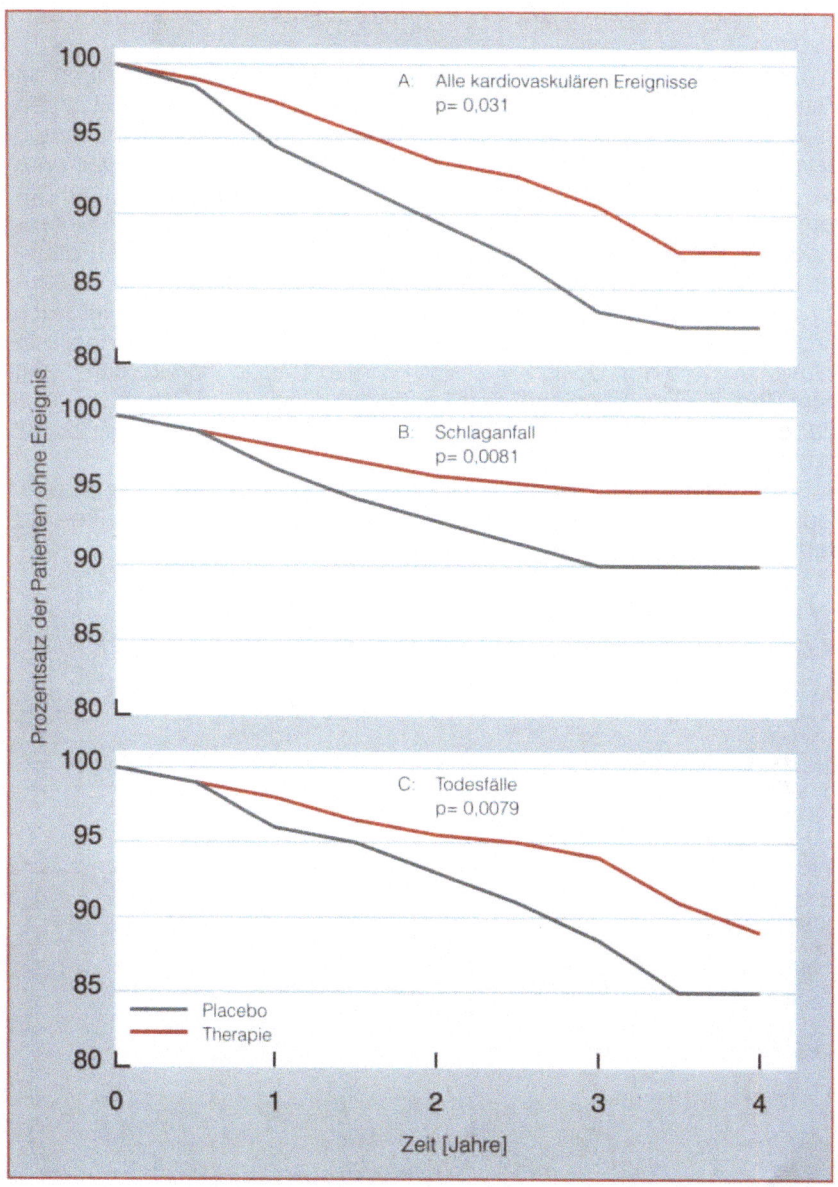

Abb. 11: Ergebnisse der STOP-Studie. Krankheitsfreie Intervalle (A: alle kardiovaskulären Ereignisse, B: Schlaganfall, C: Todesfälle) unter Therapie oder Placebo, Lancet 1991

Ergebnisse der großen Studien zur Therapie der Altershypertonie

4.4 SHEP(Systolic hypertension in the elderly program)-Studie

In der SHEP(Systolic Hypertension in the Elderly Program)-Studie wurden Patienten über 60 Jahre untersucht. Die Studie war dem wichtigen Problem der isolierten systolischen Hypertonie beim älteren Patienten gewidmet. Ebenso wie bei anderen kardiovaskulären Risiken war zwar die negative prognostische Bedeutung dieses Risikofaktors seit längerem bekannt, was jedoch nicht mit einer positiven prognostischen Bedeutung bei medikamentöser Therapie gleichzusetzen war. 2365 Patienten wurden der Behandlungsgruppe und 2371 Patienten der Placebogruppe zugeteilt. Das mittlere Alter war 72 Jahre, der mittlere Blutdruck 170/77 mmHg. Die Behandlung erfolgte in Stufe 1 mit Chlorthalidon (Dosis 1 = 12,5 mg, Dosis 2 = 25 mg), einem Thiazid, und in Stufe 2 mit dem Betablocker Atenolol (Dosis 1 = 25 mg, Dosis 2 = 50 mg).

Nach fünf Jahren sank der Blutdruck in der Placebogruppe auf 155/72 mmHg und in der Verumgruppe auf 143/68 mmHg.

Schlaganfälle waren in der behandelten Gruppe signifikant um 36 % reduziert. Auch weitere Endpunkte wie nichttödliche Herzinfarkte und kardiale Todesfälle waren reduziert.

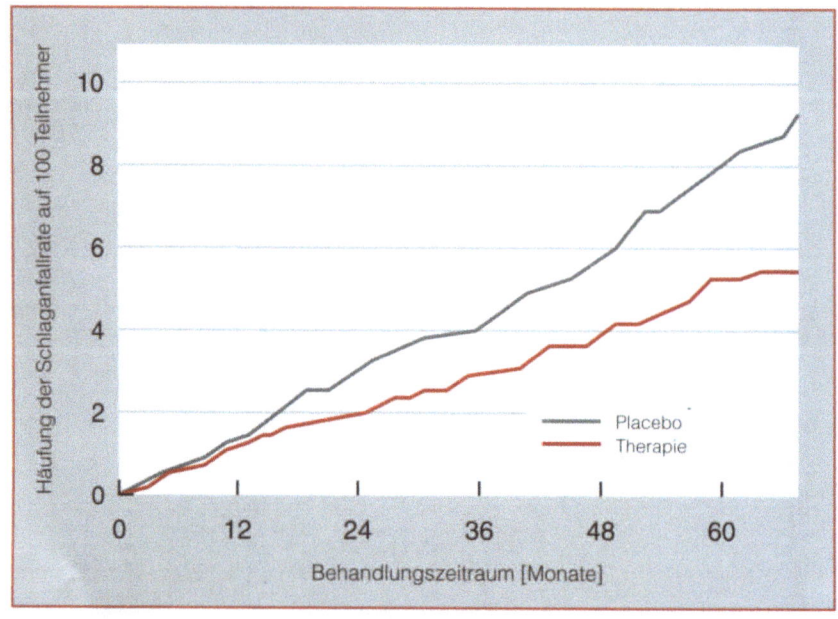

Abb. 12: Tödliche und nichttödliche Schlaganfälle unter Therapie und Placebo in der SHEP-Studie (JAMA 1991)

Damit ist in der SHEP-Studie erstmals gezeigt worden, daß auch bei normalem diastolischem Blutdruck die Therapie eines isoliert erhöhten systolischen Blutdrucks das kardiovaskuläre Risiko vermindert.

> Fazit für die Praxis: Auch bei Patienten älter als 60 Jahre mit isolierter systolischer Hypertonie wird das kardiovaskuläre Risiko durch eine antihypertensive Therapie vermindert.

Literatur

SHEP Cooperative Research Group. Prevention of stroke by antihypertensive drug treatment in older persons with isolated systolic hypertension. J Am Med Assoc (JAMA) 1991; 265: 3255.

4.5 MRC(Medical Research Council)-Studie

In der MRC-Studie wurde ein weiterer Aspekt der Altershypertonie untersucht. Während es in den bisher dargestellten Studien zur Altershypertonie um den grundsätzlichen Nutzen der Blutdrucksenkung ging, wurden in der MRC-Studie erstmals verschiedene Therapien zur Blutdrucksenkung im Alter einander gegenübergestellt: eine Therapie mit Thiazid-Diuretikum plus kaliumsparendem Diuretikum (Hydrochlorothiazid plus Amilorid) im Vergleich zu einem Betablocker (Atenolol).
Die Diuretikagruppe zeigte eine signifikante Reduktion bei Schlaganfällen (- 31 %, $p = 0.04$), bei koronaren Endpunkten (- 44 %, $p = 0.0009$) und allen kardiovaskulären Ereignissen zusammengenommen (- 35 %, $p = 0.0005$). Die Betablockergruppe zeigte keine signifikanten Änderungen gegenüber der Placebogruppe (Abb. 13).
Die MRC-Studie, Teil einer größeren Untersuchung zur Therapie von milder und mittelschwerer Hypertonie in allen Altersklassen, kam noch zu einem anderen interessanten Ergebnis: Die Reduktion der Koronarereignisse in der Altersgruppe von 65 - 74 Jahren war deutlich stärker ausgeprägt als bei jüngeren Patienten.
Die MRC-Studie zeigt eine Überlegenheit von Diuretika gegenüber Betablockern bei älteren Patienten, obwohl man sehr vorsichtig sein sollte, Behandlungsstrategien nach dem Ergebnis einer einzelnen Studie zu ändern.

> Fazit für die Praxis: In der MRC-Studie wurden Hinweise für die Überlegenheit von Diuretika gegenüber Betablockern bei älteren Hypertonikern gefunden.

Ergebnisse der großen Studien zur Therapie der Altershypertonie

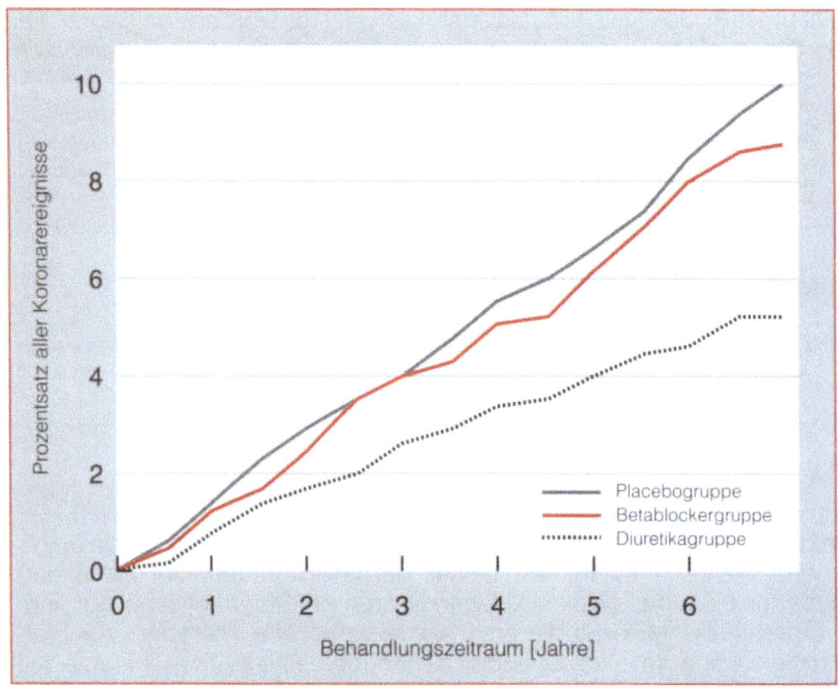

Abb. 13: Koronarereignisse in der MRC-Studie (Br Med J 1992)

Literatur

MRC Working Party. Medical Council trial of treatment of hypertension in older adults: principal results. Br Med J 1992; 304: 405..

4.6 Bewertung der Ergebnisse und offene Fragen

Die beschriebenen Studien haben wichtige Fragen zur Altershypertonie beantwortet. Es ist jetzt nicht mehr zu bestreiten, daß auch bei älteren Patienten - wahrscheinlich sogar bis zum Alter von 80 Jahren - die Behandlung einer arteriellen Hypertonie indiziert ist. Nicht nur Patienten mit diastolischer Hypertonie, sondern auch mit isolierter systolischer Hypertonie profitieren von einer Blutdrucksenkung. Die wichtigsten Ergebnisse der großen Studien zur Altershypertonie sind in Tab. 18 zusammengestellt.

Tab. 18: Reduktion von tödlichen und nichttödlichen Ereignissen in vier großen Interventionsstudien zur Altershypertonie (Arzneimittel-therapie Mai 1995, Suppl. 16)

	EWPHE	SHEP	STOP	MRC
Schlaganfall	- 36 %	- 36 %	- 47 %	- 25 %
Kardiale Ereignisse	- 20 %	- 27 %	- 13 %	- 19 %
Alle kardiovaskulären Ereignisse	- 34 %	- 32 %	- 40 %	- 17 %

Diese Studien favorisieren den Einsatz von Diuretika bei der Altershypertonie. Trotzdem bleiben einige Fragen offen. Zunächst ist auch nach den Ergebnissen der MRC-Studie noch Vorsicht bei der Beurteilung von Betablockern angesagt. Es empfiehlt sich, weitere Studien abzuwarten, bevor auf einen Einsatz bei dafür geeigneten, älteren Patienten verzichtet wird.

Offen bleibt nach diesen Studien auch die Frage, ob modernere Antihypertensiva wie Kalzium-Antagonisten und ACE-Hemmer möglicherweise Diuretika überlegen sein könnten. Theoretisch haben diese Substanzgruppen Vorteile gegenüber diuretisch wirkenden Substanzen. Stellvertretend sei hier die metabolisch neutrale bis positive Charakteristik von Kalzium-Antagonisten und ACE-Hemmern genannt. Fraglich bleibt, ob Verbesserungen der Gefäßcompliance und potentielle antiatherosklerotische Effekte von Kalzium-Antagonisten eine klinische Bedeutung besitzen.

Von der Deutschen Liga zur Bekämpfung der arteriellen Hypertonie werden bei der Altershypertonie Kalzium-Antagonisten und Diuretika als Substanzgruppen der ersten Wahl empfohlen.

5. Diagnostik und Therapie der arteriellen Hypertonie im Alter

5.1 Diagnostik bei Altershypertonie

In diesem Abschnitt sollen noch einmal kurz die wichtigsten diagnostischen Maßnahmen bei Altershypertonie dargestellt werden. Es handelt sich um ein Minimalprogramm, daß bei jedem Patienten erforderlich ist [1].

Tab. 19: Minimalprogramm zur Diagnostik bei einem älteren Hypertoniker

---

Anamnese, Familienanmnese, wenn möglich, Ergebnisse früherer Blutdruckmessungen, weitere kardiovaskuläre Risikofaktoren.

Blutdruckmessung im Sitzen nach mind. 10 Min. Ruhe an beiden Armen, Messung zu mindestens drei verschiedenen Zeitpunkten.
Messung des Blutdrucks nach Orthostase. Messung auch durch nichtärztliches Personal [2].

Körperliche Untersuchung, paraumbilikale Strömungsgeräusche, Anzeichen für Atherosklerose (Fußpulse, Karotiden), Stammfettsucht, orientierende neurologische Untersuchung. Augenhintergrund. Osler-Manöver zum Ausschluß einer Pseudohypertonie.

Labor: Elektrolyte, Kreatinin, Nüchternblutzucker, ggf. Glukosetoleranztest, Serumlipide.

Ultraschall des Abdomens (Nieren, große Gefäße)

Röntgen-Thorax

Elelektrokardiogramm

Echokardiographie (linksventrikuläre Hypertrophie?)

Ambulante 24 h-Blutdruckmessung (?)

Zusätzlich zu diesem Minimalprogramm sollte nach bereits vorhandenen atherosklerotisch bedingten Gefäßveränderungen gesucht werden. Dies erfolgt mit einem Belastungs-EKG und gegebenenfalls mit einer Duplex-Doppler-Untersuchung der Karotiden [3]. Eine ambulante 24 h-Blutdruckmessung erscheint sinnvoll, auch wenn international allgemein akzeptierte Grenzwerte noch nicht festgelegt sind [4-6]. Ebenso kann durch eine Blutdruckselbstmessung die diagnostische Sicherheit und zusätzlich die Compliance verbessert werden [5, 7, 8]. Ein Problem ist die Handhabung der Geräte zur Blutdruckselbstmessung bei älteren Patienten.

> Fazit für die Praxis: Durch das hier dargestellte Minimalprogramm zur Diagnostik der Hypertonie wird das Vorhandensein einer Praxishypertonie weitgehend ausgeschlossen und die Diagnose gesichert. Außerdem soll das Ausmaß der bereits vorhandenen kardiovaskulären Schädigungen festgestellt werden.

Literatur

1. Vetter W, Steiner A, Huss R. Altershypertonie - Wie abklären? Schweiz Rundsch Med Prax 1991; 80: 689.
2. Mancia G, Parati G, Pomidossi G, Casadei R, Groppelli A, Sposato E, Zanchetti A. Doctor-elicited blood pressure rises at the time of sphygmomanometric blood pressure assessment persists over repeated visits. J Hypertens 1985; 3: 421-423.
3. Lewis RR, Padayachec TS, Adriyanayagam RP, Gosling RG. Prevalence of severe internal carotid artery disease in hypertensive elderly patients. J Hypertens 1988; 6 (suppl 1): 33.
4. Mengden T, Weisser B, Vetter W. Ambulatory 24 hour blood pressure versus self measured blood pressure in pharmacologic trials. J Cardiovasc Pharmacol 1994; 24 Suppl 2: 20-25.
5. Weisser B, Mengden T, Grüne S, Spühler T, Vetter W. Blutdruckselbstmessung: normale und pathologische Werte. Schweiz Rundsch Med Prax 1992; 81 (5): 111-114.
6. Weisser B, Mengden T, Vetter W. Ambulatory twenty-four-hour blood pressure measurement in pharmacological studies. J Hypertens, 1990; 8 (suppl 6): 87-92.
7. Mejia AD, Julius S, Jones KA, Schork NJ, Kneisley J. The Tecumseh Blood Pressure Study. Normative data on blood pressure self-determination. Arch Intern Med 1990; 150: 1209-1213.
8. Pickering TG, James GD. Some implications of the differences between home, clinic and ambulatory blood pressure in normotensive and hypertensive patients. J Hypertens 1989; 7 (suppl 3): 65-72.

5.2 Behandlungsindikationen bei Altershypertonie

Durch die Studien der letzten Jahre konnte eine obere Altersgrenze bei der Indikation zur Therapie einer arteriellen Hypertonie nicht gezeigt werden. Eine Behandlungsindikation besteht bei einem diastolischen Blutdruck über 90 mmHg und/oder einem systolischen Blutdruck über 160 mmHg. Zunächst sollten nichtpharmakologische Maßnahmen ausgeschöpft werden. Bei einem Wert über 95 mmHg besteht für den diastolischen Druck nach Ausschöpfen aller nichtmedikamentösen Möglichkeiten eine klare Indikation zur medikamentösen Therapie [1, 2]. In der Grauzone bei Werten zwischen 90 und 95 mmHg (diastolisch) und zwischen 140 und 160 mmHg (systolisch) sollte auch beim älteren Hypertoniker die medikamentöse Therapie vom Vorhandensein anderer kardiovaskulärer Risikofaktoren oder bereits eingetretener atherosklerotisch bedingter Gefäßkomplikationen abhängig gemacht werden.

> Fazit für die Praxis: Eine klare Behandlungsindikation besteht auch beim älteren Hypertoniker bei Blutdruckwerten über 95 mmHg (diastolisch) und/oder über 160 mmHg (systolisch). Auch eine isolierte systolische Hypertonie ist eine Behandlungsindikation. In den Grenzbereichen 160-140/95-90 mmHg sollten nichtmedikamentöse Maßnahmen ausgeschöpft werden, und die Therapieindikation sollte man vom Vorhandensein weiterer kardiovaskulärer Risikofaktoren abhängig machen.

Literatur

1. GREMINGER P, VETTER W. Altershypertonie: Definition, Behandlungsindikation und Abklärungsgang. Schweiz Rundsch Med Prax 84, 44: 1252.
2. VETTER W, GREMINGER P. Hypertoniebehandlung bei älteren Patienten. Schweiz Rundsch Med Prax 84, 44: 1277.

5.3 Nichtpharmakologische Allgemeinmaßnahmen

Jeder, der sich mit der Therapie der arteriellen Hypertonie in der klinischen Praxis beschäftigt, weiß, wie schwierig es ist, über Allgemeinmaßnahmen und Änderungen des Lebensstils den Blutdruck und das kardiovaskuläre Risiko zu senken. Trotzdem gibt es eine Reihe von nichtpharmakologischen Maßnahmen, die zumindest unter Studienbedingungen den Blutdruck senken [1-5].
Hinzu kommt, daß der Effekt einer Therapie immer einen Nettoeffekt darstellt, der sich aus dem potentiellen Nutzen minus potentiellen nega-

Nichtpharmakologische Allgemeinmaßnahmen

Tab. 20: *Allgemeinmaßnahmen zur Blutdrucksenkung beim älteren Hypertoniker*

	Besonderheiten bei der Altershypertonie
Gewichtsreduktion	Zusammenhang zwischen Gewicht und Blutdruck weniger stark ausgeprägt als bei Jüngeren
Salzrestriktion	Fehlende Daten über Nutzen bei Altershypertonie, Gefahr der orthostatischen Hypotonie, nur ein Teil der Patienten salzsensitiv, durch verminderten Geschmackssinn höherer Salzkonsum
Kaliumsubstitution	Hypokaliämie bei älteren Patienten häufig, > 100 mmol/d empfohlen. Cave: Niereninsuffizienz
Körperliches Training	Leichtes isotonisches Ausdauertraining (z.B. schnelles Spazierengehen), ältere Patienten häufig mit Bewegungsmangel
Alkoholbegrenzung	Anstieg des Blutdrucks bei > 20g Alkohol/d, bis 20 g wahrscheinlich antiatherosklerotische Wirkung
Entspannungsübungen	Unklarer Nutzen bei älteren Patienten

tiven Begleiteffekten (z.B. metabolische Effekte) zusammensetzt. Was den letzten Punkt angeht, könnten nichtpharmakologische Maßnahmen der medikamentösen Therapie überlegen sein und weniger Nebenwirkungen verursachen. Deshalb könnte schon eine geringe, mit Allgemeinmaßnahmen erzielte Blutdrucksenkung einen positiven prognostischen Effekt erzielen. In Tab. 20 sind verschiedenene Allgemeinmaßnahmen zusammengefaßt.

Nichtpharmakologische Maßnahmen werden von Ärzten häufig vernachlässigt, da der Erfolg unsicher und der Aufwand sehr hoch sein kann. Doch gerade bei älteren Patienten können diese Maßnahmen auch zu einer Steigerung der Lebensqualität führen. Eine medikamentöse Therapie führt bei älteren Patienten häufiger zu Nebenwirkungen, und die Compliance ist bei älteren Patienten, insbesondere bei komplizierten Therapieschemata, ein großes Problem.

> Fazit für die Praxis: Es gibt eine Reihe von erfolgversprechenden nichtpharmakologischen Maßnahmen zur Blutdrucksenkung. Diese Maßnahmen können die Lebensqualität erhöhen und das kardiovaskuläre Risiko mindern. In der Praxis ist es jedoch oft sehr schwierig, durch Änderungen des Lebensstils einen dauerhaften Effekt zu erzielen.

Literatur

1. Grobbee DE, Hofman A. Does sodium restriction lower blood pressure? Br Med J 1986; 293: 27.
2. Mac Gregor GA, Smith SJ, Markandu ND, Banks RA, Sagnella GA. Moderate potassium supplementation in essential hypertension. Lancet 1982; ii: 567.
3. Mc Carron DA, Morris CD. Blood pressure response to oral calcium in persons with mild to moderate hypertension. Ann Intern Med 1985; 103: 825.
4. Cairns V, Keil V, Kleinbaum D, Doering A, Steiber J. Alcohol consumption as a risk factor for high blood pressure: The Munich Blood Pressure Study. Hypertension 1984; 6: 124.
5. Wilcox G, Benett T, Brown AM, MacDonal IA. Is exercise good for high blood pressure? Br Med J 1982; 285: 767.

5.4 Anforderungen an eine praxisgerechte Pharmakotherapie der Altershypertonie

Der Nutzen einer Therapie der Altershypertonie ist inzwischen gut dokumentiert [1-3]. Eine Pharmakotherapie bei Altershypertonie hat die pathophysiologischen Besonderheiten der Kreislaufregulation beim alten Menschen sowie die in hoher Prävalenz vorhandenen Begleiterkrankungen zu berücksichtigen [7]. Beim älteren Hypertoniker gilt mehr noch als bei jüngeren Patienten der Grundsatz, daß eine Blutdrucksenkung nicht mit einer Minderperfusion, sondern idealerweise sogar mit einem Anstieg der Organperfusion einhergehen sollte. Bei der Therapie sollte man sich von einfachen Grundsätzen leiten lassen. Auch bei der Altershypertonie gibt es nicht die eine beste Substanz oder Substanzklasse. Vergleiche zwischen verschiedenen Substanzgruppen haben auch bei älteren Hypertonikern im Mittel immer eine vergleichbare Blutdrucksenkung ergeben.

Im folgenden sind einige grundsätzliche Aspekte der Therapie bei Altershypertonie aufgelistet.

Anforderungen an eine praxisgerechte Pharmakotherapie

1. Einfaches Therapieschema
Bei älteren Patienten nimmt die Compliance bei komplizierten Therapieschemata noch stärker ab als bei jüngeren Patienten. Schriftliche Instruktionen und Medikamentenpaß helfen.

2. Häufige Kontrollen
Ältere Patienten neigen stärker zu Nebenwirkungen, wie z.B. orthostatischer Hypotonie, die rechtzeitig erkannt werden sollten, deshalb sind häufige und regelmäßige Kontrollen durchzuführen.

3. Nicht zu früh und zu häufig Substanz wechseln
Die antihypertensive Wirkung einer Substanz kann erst nach 3-6 Wochen vollständig beurteilt werden. Es ist eine Unsitte und medizinisch völlig unsinnig, nach wenigen Tagen ein Therapieschema umzustellen.

4. Sequentielle Monotherapie statt Stufenschema
In den Stufenschemata vergangener Jahre wurden einer nicht wirksamen Substanz nach Schema so lange weitere Antihypertensiva hinzugefügt, bis der Blutdruck sank. Dies führt letztlich zu lebenslanger Therapie mit zumindest einer unwirksamen Substanz. Über 90 % aller Hypertoniker können heute mit einer Monotherapie eingestellt werden. Ein Nichtansprechen auf die eine Substanz ist kein Prädiktor für die Unwirksamkeit einer anderen Substanz.

5. Individualisierte Therapie statt Stufenschema [4, 5]
Die Merkmale einer individualisierten Hypertoniebehandlung sind in Tab. 21 aufgelistet.

Tab. 21: Merkmale der individualisierten Therapie der Altershypertonie

- Sequentielle Monotherapie statt Kombinationstherapie nach Stufenschema
- Individuelle Beachtung der Begleiterkrankungen
- Kombinierte Therapie kardiovaskulärer Risikofaktoren
- Individuelle Dosisfindung, Beginn mit niedriger Dosis
- Vermeidung von Nebenwirkungen
- Verbesserung der Compliance durch Therapiekontrolle mittels Blutdruckselbstmessung
- Beachtung orthostatischer Nebenwirkungen (Sturzgefahr des älteren Patienten)

Diagnostik und Therapie der arteriellen Hypertonie im Alter

Schließlich sollte nach erfolgreicher Einstellung der Hypertonie auch weiterhin eine regelmäßige Kontrolle der Patienten erfolgen [7]. Es ist bekannt, daß nach einem halben Jahr über die Hälfte der Hypertoniker die Medikamente, die zu einer erfolgreichen Blutdrucksenkung geführt haben, nicht mehr nimmt [6].
Dieser Anteil wird bei älteren Patienten noch höher eingeschätzt, und die Herausforderung, eine Hypertonie in der Praxis dauerhaft richtig einzustellen, wird oft verkannt. Die Patientencompliance ist bei der Therapie des älteren Hypertonikers ein zentrales Problem [6]. Auf die Bedeutung der Blutdruckselbstmessung in diesem Zusammenhang wurde bereits eingegangen. Bei der Therapie einer Erkrankung, die an sich keine Beschwerden macht, ist es besonders wichtig, daß keine oder kaum subjektive Nebenwirkungen auftreten. Weiterhin ist eine Einmalgabe der Substanz zu empfehlen.

Welcher Zielblutdruck sollte angestrebt werden?

Es gibt das häufige Mißverständnis, daß eine Blutdrucksenkung, z.B. bei Stenosen der Karotiden oder bei koronarer Herzkrankheit, mehr Schaden als Nutzen mit sich bringt. Eine Blutdrucksenkung hat jedoch in keiner der großen Studien zu einem Anstieg jener Komplikationen geführt, die bei niedrigen diastolischen Blutdruckwerten entstehen können. Frühere Studien von CRUICKSHANK [8], die bei Patienten mit koronarer Herzkrankheit einen Anstieg der Mortalität bei diastolischen Werten unter 85 mmHg zeigten, konnten nicht bestätigt werden [7]. Trotzdem halten sich die negativen Ansichten über potentielle Risiken der Blutdrucksenkung hartnäckig. Dabei führt eine Therapie mit Vasodilatatoren häufig sogar zu einer verbesserten Organperfusion auch bei niedrigeren Blutdruckwerten. Unbedenklich ist eine Drucksenkung bis 70 mmHg [7], aus praktischen Gründen sollte ein diastolischer Blutdruck unter 80 mmHg angestrebt werden.

Gibt es eine Altersgrenze?

Nach heutigem Kenntnisstand profitieren Patienten über 80 Jahre nur noch wenig von einer antihypertensiven Therapie [7], sie sollte nur bei sehr hohen Werten erfolgen. Beim Vorliegen von Begleiterkrankungen, wie etwa Herzinsuffizienz o.ä., kann es jedoch sehr wohl sinnvoll sein, die Nachlast zu senken und das Herz zu entlasten. Eine weitere Frage entsteht, wenn erfolgreich antihypertensiv behandelte Patienten das Alter von 80 Jahren erreichen. Bei fehlenden Nebenwirkungen sollte diese Therapie weitergeführt werden, kommen jedoch komplizierende Nebenwirkungen hinzu, ist eine behutsame Dosisreduktion zu versuchen.

> Fazit für die Praxis: Einfaches Therapieschema, individuelle Therapie und eine genaue Beachtung von Begleiterkrankungen und subjektiven Nebenwirkungen sind Voraussetzungen für eine gute Compliance und den Erfolg einer antihypertensiven Therapie.

Literatur

1. Leonetti G, Cuspidi C, Fastidio M, Lonatti L, Chianca R. Arterial hypertension as a risk factor in the elderly and its treatment. J Hypertens 1992; 10 (Suppl 2), 3-7.
2. Celis H, Fagard R, Staessen J, Thijs L, Amery A. The older hypertensive. Assessment and treatment. Neth J Med 1993; 43, 66-77.
3. Insua JT, Sacks HS, Lau TS, Lau J, Reitman D, Pagano D, Chalmers TC. Drug treatment of hypertension in the elderly. A meta-analysis. Ann Intern Med 1994; 121, 355-362.
4. Edmonds D, Huss R, Jeck T, Mengden T, Schubert M, Vetter W. Individualizing antihypertensive therapy with enalapril versus atenolol: the Zürich experience. J Hypertens 1990; 8 (suppl 4): 49-52.
5. Düsing R, Vetter H. Medikamentöse Therapie der arteriellen Hypertonie. Von der Stufentherapie zum individualisierten Behandlungskonzept. Dtsch Med Wochen schr 1989; 114: 1003-1004.
6. Mengden T, Vetter W. Blutdruckselbstmessung und Compliance. In: Gleichmann S, Wambach G (Hrsg.). Gesundheitsbewußtsein im Krankenhaus am Beispiel der Hypertonie. Steinkopff Verlag: Darmstadt, 1992, 55-62.
7. Vetter W, Greminger P. Hypertoniebehandlung bei älteren Patienten. Schweiz Rundsch Med Prax 84, 44: 1277.
8. Cruickshank JM. Coronary flow reserve and J-curve relation between diastolic blood pressure and myocardial infarction. Br Med J 1988; 297: 1227.

5.5 Pharmakokinetik im Alter

Die Wahl einer antihypertensiven Substanz bei Altershypertonie wird in der Regel nach Wirksamkeit, Verträglichkeit und Erfahrung des Arztes mit dieser spezifischen Substanz getroffen. Auf Unterschiede der Wirksamkeit verschiedener Substanzen wird im folgenden noch ausführlich eingegangen. Vernachlässigt wird bei der Wahl einer Substanz zur Therapie eines alten Patienten häufig die veränderte Pharmakokinetik im Alter. Bei der Therapie der essentiellen Hypertonie handelt es sich meistens um eine lebenslange Therapie. Dieser Aspekt ist nicht nur bei der Wirksamkeit eines Medikamentes, sondern auch bei Überlegungen zur Verteilung und Akkumulationsgefahr beim alten Patienten wichtig.

Tab. 22: Zusammenfassung der Altersveränderungen, die die Pharmakokinetik beeinflussen können [1]

- Reduktion der Körpermasse
- Reduktion des Gesamtkörperwassers
- Anstieg des Körperfettes
- Reduziertes Herzminutenvolumen
- Reduzierte Nierendurchblutung
- Reduzierte Leberdurchblutung
- Verminderter Lebermetabolismus (?)
- Reduzierte Gehirndurchblutung
- Verminderte glomeruläre Filtrationsrate
- Verminderte tubuläre Sekretion
- Verminderte tubuläre Reabsorption von Glukose
- Erniedrigte Plasma-Eiweißkonzentration
- Hypazidität im Magen
- Reduzierte intestinale Motilität

An eine Substanz zur Therapie der Altershypertonie werden in der Praxis zwei wesentliche Ansprüche gestellt:

1. Einfaches Therapieschema mit - wenn möglich - Einmaldosis und guter 24 h-Wirksamkeit.
2. Auch beim älteren Patienten sollte es nicht zu einer Akkumulation kommen.

Bei älteren Patienten ist sowohl die Nierenfunktion und als auch häufig die Verstoffwechselung von Medikamenten in der Leber herabgesetzt, wodurch eine erhöhte Gefahr der Akkumulation besteht. Hinzu kommt, daß ältere Patienten eine reduzierte Barorezeptorensensitivität aufweisen. Deshalb ist eine Akkumulation bzw. eine potentielle Überdosierung besonders kritisch zu sehen, da eine Gegenregulation bei zu starker Blutdrucksenkung kaum möglich ist. In Kombination mit der erhöhten Orthostaseproblematik bei älteren Patienten kann es so zu gravierenden Nebenwirkungen kommen.

Für die Praxis hat es sich bewährt, beim älteren Hypertoniker generell mit der halben Dosis unabhängig von der Substanzklasse zu beginnen [2]. Im Verlauf der Therapie kann diese Dosis dann durchaus nach einigen Wochen langsam gesteigert werde. Darüber hinaus sollte bei Patienten mit eingeschränkter Leber- oder Nierenfunktion der Eliminationsweg beachtet werden.

Tab. 23: *Eliminationswege einiger antihypertensiver Substanzen (nach O'MALLEY und KELLY)*

Lebermetabolismus	Fettlösliche Betablocker (Metoprolol, Propranolol, Labetolol) Kalzium-Antagonisten Alphablocker Vasodilatatoren (Hydralazin, Nitroprussidnatrium) Alpha-Methyldopa
Elimination über die Niere	Wasserlösliche Betablocker (Atenolol, Sotalol, Nadolol) ACE-Hemmer Diuretika
Gemischte Eliminationsformen	Clonidin Betablocker (Timolol)

Bei Niereninsuffizienz besteht eine erhöhte Gefahr der Akkumulation von renal eliminierten Substanzen. Klassische Beispiele sind Digoxin und Aminoglykosid-Antibiotika. Für die Dosisreduktion bei Niereninsuffizienz im Alter gelten die gleichen Regeln wie bei jüngeren Patienten. Bei Patienten mit Altershypertonie ist zusätzlich jedoch die Prävalenz renovaskulärer Läsionen erhöht. Es besteht somit die Notwendigkeit erhöhter Wachsamkeit auch bei noch normalen Retentionsparametern im Blut. Eine Akkumulationsgefahr scheint bei den modernen Kalzium-Antagonisten jedoch nicht vorzuliegen.

Zusammenfassend gibt es immer noch zuwenig Daten zu pharmakokinetischen Mechanismen bei der Therapie mit Antihypertensiva im Alter. Für die klinische Praxis läßt sich nur eine erhöhte Aufmerksamkeit und engere Kontrolle von älteren Hypertonikern empfehlen, zumal auch die Gegenregulationsmechanismen bei älteren Patienten reduziert sind.

Fazit für die Praxis: Eine Reihe unterschiedlicher Veränderungen führt im Alter zu einer veränderten Pharmakokinetik und zur vermehrten Interaktion bei gleichzeitig eingesetzten Medikamenten. Zur Vermeidung von Akkumulationen sollte generell mit einer niedrigeren Initialdosis begonnen werden.

Literatur

1. O'MALLEY K, KELLY JG. Pharmacokinetics in the elderly. In: AMERY A, STAESSEN J (Hrsg.). Hypertension in the elderly. Elsevier, Amsterdam 1989.
2. VETTER W, GREMINGER P. Hypertoniebehandlung bei älteren Patienten. Schweiz Rundsch Med Prax 84, 44: 1277.

5.6 Pharmakodynamik von antihypertensiven Substanzen bei Altershypertonie

5.6.1 ACE(Angiotensin-Converting-Enzyme)-Hemmer

In den achtziger Jahren haben ACE-Hemmer eine breite Anwendung in der Therapie der Herzinsuffizienz und der arteriellen Hypertonie gefunden. Die Blockade der Konversion von Angiotensin I in Angiotensin II erscheint besonders bei der Herzinsuffizienz eine logische und schonende Behandlungsform. Bei der Therapie der Herzinsuffizienz waren die ACE-Hemmer Enalapril und Captopril die ersten Substanzen, die eine nachgewiesene Lebensverlängerung in der CONSENSUS- und der SAVE-Studie zeigten [1, 2].
Die Wirkung von ACE-Hemmern war auch bei der arteriellen Hypertonie so überzeugend, daß im Gegensatz zu den großen Hypertoniestudien mit Betablockern und Diuretika in den sechziger und siebziger Jahren mit ACE-Hemmern solche großen Prognosestudien gar nicht mehr durchgeführt wurden.
Dies hat mehrere Gründe: Zunächst waren Studien im Vergleich mit Placebo ethisch zu Beginn der ACE-Hemmer-Ära nicht mehr vertretbar. Der Nutzen einer antihypertensiven Therapie war auch bei milder Hypertonie unbestritten. Enttäuschende Resultate bei Betablockern und Diuretika bezüglich der Reduktion der koronaren Herzkrankheit wurden mit negativen Wirkungen auf das Lipidprofil und möglicherweise mit einer erhöhten Inzidenz von Hypokaliämien erklärt. Beide Nebenwirkungen sind bei ACE-Hemmern nicht vorhanden, so daß die ACE-Hemmer ihren Siegeszug ohne eine positive Prognosestudie bei der Hypertoniebehandlung antraten.
Bei der Behandlung der Altershypertonie mit ACE-Hemmern gibt es durchaus Kontroversen [3, 4]. In kleineren Studien wurde nachgewiesen, daß der antihypertensive Effekt von ACE-Hemmern abhängig von der Höhe der Plasma-Renin-Aktivität ist.
Bekanntermaßen ist die Plasma-Renin-Aktivität im Alter reduziert. Dies hat einige Autoren zu der Mutmaßung gebracht, daß ACE-Hemmer im Alter weniger gut wirken und nur Substanzen der zweiten Wahl sind.
Andererseits sind ACE-Hemmer sehr gut verträglich und senken den

ACE(Angiotensin-Converting-Enzyme)-Hemmer

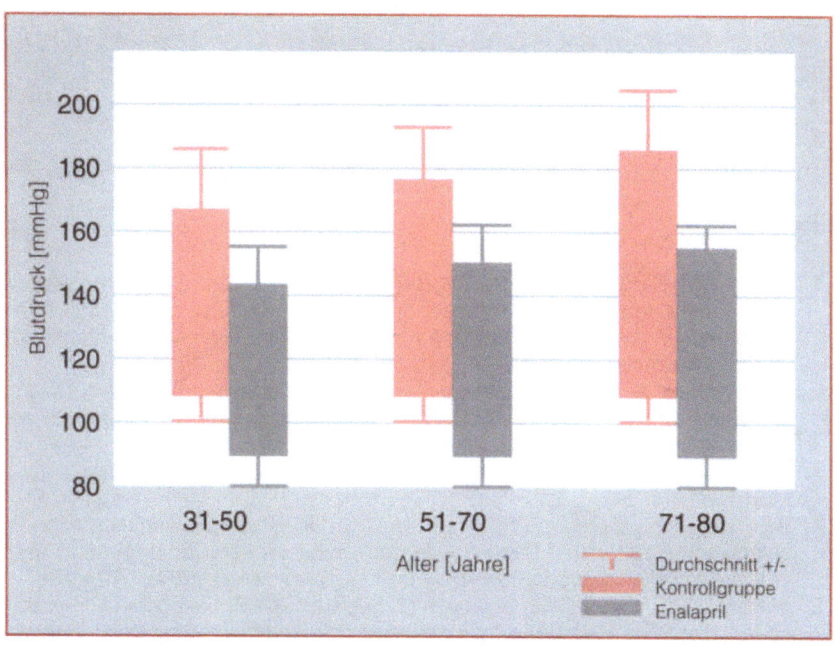

Abb. 14: Blutdrucksenkung mit Enalapril in verschiedenen Altersstufen (WAEBER B, 1987)

Blutdruck im Alter nicht schlechter als andere antihypertensive Substanzen [5]. Klinische Studien konnten eine altersabhängige Blutdrucksenkung in größeren Kollektiven nie bestätigen [6].
ACE-Hemmer scheinen also den Blutdruck bei Hypertonikern im Alter genausogut wie andere Substanzen zu senken. Es konnte jedoch bis heute kein Beweis für eine Verbesserung der Prognose durch eine Therapie der arteriellen Hypertonie mit ACE-Hemmern erbracht werden. Allerdings gibt es vielversprechende klinische Studien zur Behandlung der Herzinsuffizienz und der Verlangsamung der Progression von hypertensiv bedingten Nierenschäden. Beide Komplikationen sind bei der Altershypertonie häufig, so daß eine Verbesserung der Prognose wahrscheinlich, aber nicht bewiesen ist. Endgültige Rückschlüsse wird die Veröffentlichung der CAPPP-Studie voraussichtlich 1997 bringen, in der ACE-Hemmer mit Betablockern und Diuretika bezüglich der Prognoseverbesserung durch antihypertensive Therapie verglichen werden.

> Fazit für die Praxis: Die antihypertensive Wirkung von ACE-Hemmern ist in allen Altersgruppen nachgewiesen. Vorsicht ist geboten bei der erstmaligen Dosis bei älteren Patienten wegen möglicher stärkerer Blutdruckabfälle und bei Niereninsuffizienz.

Literatur

1. Pfeffer MA, Braunwald E, Moyé LA, Basta L, Brown EJ, et al. Effect of captopril on mortality and morbidity in patients with left ventricular dysfunction after myocardial infarction. Results of the survival and ventricular enlargement trial. N Engl J Med 1992; 327: 669-677.
2. The Consensus Trial Study Group. Effects of enalapril on mortality in severe congestive heart failure; results of the Cooperative North Scandinavian Enalapril Survival Study (CONSENSUS). N Engl J Med 1987; 316: 1429.
3. Laragh JH. Concept of anti-renin system therapy: historic perspective. Am J Med 1984; 77(2A): 1.
4. Bühler FR, Bolli P, Kiowski W, Erne P, Hulthen UL, Block LH. Renin profiling to select antihypertensive baseline drugs: renin-inhibitors for high-renin and calcium entry blockers for low-renin patients. Am J Med 1984; 77(2A): 36.
5. Applegate WB, Phillips HL, Schnaper H, Shepherd AMM, Schocken D, Challop Luhr J, Koch GG, Park GD. A randomized controlled trial of the effects of three antihypertensive agents on blood pressure control and quality of life in older women. Arch Intern Med 151, 1817, 1991
6. Waeber B, Bornand E, Vuichard P, Nussberger J, Brunner HR. Enalapril: results of a multicenter trial in Switzerland with special attention to the elderly hypertensives. In: Brunner HR (Hrsg.). Enalapril in der Behandlung der Hypertonie, Hamburger Symposium. Georg Thieme: Stuttgart 1987, 69-73.

5.6.2 Kalzium-Antagonisten

Kalzium-Antagonisten haben ähnlich wie die ACE-Hemmer im letzten Jahrzehnt eine breite Anwendung in der Therapie der arteriellen Hypertonie gefunden. Neben antiarrhythmischen (Verapamil und Diltiazem) und potentiell antianginösen Wirkungen (Dihydropyridine) liegt die Hauptwirkung von Kalzium-Antagonisten in einem vasodilatierenden und blutdrucksenkenden Effekt [1-4]. Des weiteren sind antiatherosklerotische Wirkungen in Tierexperimenten und klinischen Studien gezeigt worden.

Im Gegensatz zu den ACE-Hemmern sind Kalzium-Antagonisten jedoch eine ausgesprochen heterogene Gruppe sehr unterschiedlicher Substanzen.

Erster Vertreter der Gruppe der Dihydropyridine war Nifedipin, inzwischen

Kalzium-Antagonisten

gibt es eine Reihe von Dihydropyridinen, die eine langsamere Anflutung der Wirkung und eine längere Halbwertszeit haben. Die neueren Dihydropyridine (s. Tab. 24) haben gegenüber Nifedipin eine höhere Gefäßselektivität, was potentiell negativ inotrope Wirkungen reduziert. Ein Nachteil von Nifedipin gegenüber neueren Dihydropyridinen war die sehr akut einsetzende Wirkung mit starker Blutdrucksenkung und sympathikotoner Gegenregulation. Diese Effekte sind möglicherweise auch dafür verantwortlich, daß zuletzt sehr kontrovers über mögliche negative Effekte von Nifedipin bei koronarer Herzkrankheit diskutiert wurde. Die Metaanalyse von FURBERG und Mitarbeitern, die eine verschlechterte Prognose unter Nifedipin-Therapie gezeigt hatte, ist allerdings an einigen Stellen methodisch sehr kritisch zu sehen.

Kalzium-Antagonisten haben sich als stoffwechselneutral sowohl bei Diabetes mellitus als auch bei Lipidstoffwechselstörungen erwiesen. Potentiell gibt es unter Therapie mit den modernen Dihydropyridinen sogar eine Verbesserung des Lipidstoffwechsels. Auch unter Blutdrucksenkung zeigte sich eine Verbesserung der regionalen Durchblutung von Nieren, Herz und Gehirn.

Phenylalkylamine und Benzothiazepine, deren Vertreter Verapamil und Diltiazem sind, haben in vielen Punkten sehr unterschiedliche Eigenschaften im Vergleich zu Dihydropyridinen. Beide Substanzgruppen haben eine ausgeprägt negativ inotrope Wirkung. Besonders Verapamil hat zusätzlich eine negativ chronotrope und dromotrope Wirkung (verlangsamte Überleitung im AV-Knoten). Die negativ inotrope Wirkung mit potentieller Reduktion des Herzzeitvolumens wird allerdings durch die Reduktion der Nachlast in der Summe aufgehoben. Die sympathikotone Gegenregulation ist gegenüber Nifedipin fast vollständig aufgehoben.

Kalzium-Antagonisten haben ein pharmakodynamisches Profil, das in vielen Punkten den Anforderungen bei Altershypertonie entgegenkommt.

Tab. 24: Kalzium-Antagonisten der zweiten Generation (Dihydropyridine)

Amlodipin
Felodipin
Isradipin
Nicardipin
Nimodipin
Nisoldipin
Nitrendipin
Nilvadipin

Sie reduzieren den peripheren Widerstand und sind in der Lage, die Compliance der Arterien zu verbessern. Zugleich haben sie keine negativen Effekte auf die Barorezeptoren- und die Nierenfunktion und auch keine negativen Auswirkungen auf das metabolische Profil.

Kalzium-Antagonisten werden von vielen Autoren als die Mittel der ersten Wahl bei Altershypertonie angesehen [5, 6]. Es gibt eine Reihe von Untersuchungen, die eine bessere Wirksamkeit von Kalzium-Antagonisten im Alter postulieren, die meisten dieser Untersuchungen stammen jedoch von derselben Gruppe. Untersuchungen anderer Gruppen konnten dieses Postulat nicht bestätigen [7]. Kalzium-Antagonisten sind in den meisten Empfehlungen nationaler und internationaler Blutdruckgesellschaften mit Diuretika die Mittel der ersten Wahl zur Therapie der Altershypertonie.

Bis heute gibt es jedoch keine eindeutige Untersuchung über eine Prognoseverbesserung bei Altershypertonie unter Therapie mit Kalzium-Antagonisten. Somit beruht der Einsatz von Kalzium-Antagonisten bei der Altershypertonie auf allerdings sehr überzeugenden Daten zur Blutdrucksenkung und potentiell antiatherosklerotischer Wirksamkeit. Diuretika und Kalzium-Antagonisten werden von der Deutschen Liga zur Bekämpfung des hohen Blutdrucks bei der Altershypertonie empfohlen.

> Fazit für die Praxis: Kalzium-Antagonisten sind bei älteren Patienten mit Begleiterkrankungen und Stoffwechselproblemen zu empfehlen. Dihydropyridine der zweiten Generation haben eine höhere Gefäßselektivität und weniger negativ inotrope Wirkungen.

Literatur

1. LÜSCHER TF, WAEBER B. Swiss Hypertension Society. Calcium antagonists as first-line therapy in hypertension: results of the Swiss isradipine study. J Cardiovasc Pharmacol 18 (suppl 3): 1-3.
2. KURAMOTO K, YAMADA K, MATSUSHITA H. Age and efficacy of calcium entry blocker in essential hypertension-double blind trial using nicardipine. Jpn J Geriatr 1982; 104: 1346.
3. LEONETTI G. Calcium antagonists in the treatment of arteriel hypertension in the elderly. In: AMERY A, STAESSEN J (Hrsg.). Hypertension in the elderly. Elsevier: Amsterdam 1989.
4. KLAUS D. Calcium antagonists in the treatment of hypertension. J Cardiovasc Pharmacol 1992; 20 (Suppl 6): 6.
5. BÜHLER FR, HULTHEN UL, KIOWSKI W, BOLLI P. Greater antihypertensive efficacy of the calcium channel inhibitor verapamil in older and low renin patients. Clin Sci 1982; 63: 439.
6. KIOWSKI W, BÜHLER FR, FADYOMI MO, ERNE P, MÜLLER FB, HULTHEN UL, BOLLI P. Age,

race, blood pressure, and renin: predictors for antihypertensive treatment with calcium antagonists. Am J Cardiol 1985; 56: 81H.
7. LOPEZ LM, MEHTA TC, FAGAN PC, DEEDWANIA PC, BIRKETT JP. Is antihypertensive therapy with calcium channel blockers more effective in the elderly than in younger subjects? In: Proceedings, Annual Meeting of the American Society of Hypertension, New York, 1987, p A94.
8. Deutsche Liga zur Bekämpfung des hohen Blutdrucks. Empfehlungen zur Hochdruckbehandlung in der Praxis 1994. Heidelberg, Postfach 102040.

5.6.3 Diuretika

Die Diuretika sind mit den Betablockern die am besten untersuchten Substanzen zur Hypertonietherapie [1-6]. Auch die Gruppe der Diuretika besteht aus unterschiedlich wirkenden Substanzen. Im wesentlichen sind dies Schleifendiuretika wie Furosemid, Thiazide wie Hydrochlorothiazid und kaliumsparende Diuretika wie Triamteren. Schleifendiuretika wirken stärker als Thiazide und sind auch noch im Gegensatz zu Thiaziden bei erhöhten Serumkreatininwerten einzusetzen. Der Einsatz von Schleifendiuretika bleibt in der Regel aber auf Patienten mit Niereninsuffizienz oder schwerer Herzinsuffizienz beschränkt. Die großen Studien zur Wirksamkeit von diuretisch wirkenden Substanzen wurden mit Thiaziden und kaliumsparenden Diuretika durchgeführt.
Thiazide reduzieren die tubuläre Reabsorption von Natrium und Chlorid. Die Dosis-Wirkungsbeziehung für Thiazide ist flach. Dies gilt nicht für die Nebenwirkungen wie Hypokaliämie und Veränderungen des Lipidstoffwechsels, die mit steigenden Dosen stärker ansteigen als die blutdrucksenkende Wirkung [7, 8]. Dieses Phänomen wird mit der steigenden Gegenregulation (Renin-Angiotensin-System und Katecholamine) bei höheren Dosen erklärt, so daß die Blutdrucksenkung abgeschwächt wird, die Nebenwirkungen aber verstärkt werden. Deshalb gilt wie für alle Medikamente bei der Altershypertonie besonders für Diuretika, daß die niedrigst mögliche Dosis eingesetzt werden sollte. Der Effekt von niedrigen Dosen ist ebenso wie bei anderen Medikamenten erst nach 4 bis 6 Wochen vollständig zu beurteilen.
Initial kommt es unter einer diuretischen Therapie zu einem relativen Volumenverlust, der zu einer gegenregulatorischen Vasokonstriktion und Reduktion des Herzzeitvolumens [9] führt. Nach einigen Tagen diuretischer Therapie normalisiert sich das Herzzeitvolumen wieder und der periphere Widerstand sinkt. Der leichte Volumenmangel bleibt während einer fortdauernden Therapie bestehen, logischerweise normalisiert sich auch das Urinvolumen nach einiger Zeit wieder. Unter chronischer Therapie kommt es zu einem Anstieg der Renin-Aktivität. Das Absetzen einer diuretischen Therapie bedingt eine sofortige Volumenretention und inter-

Tab. 25: *Blutdrucksenkende Mechanismen und Nebenwirkungen von Thiazid-Diuretika*

Blutdrucksenkende Mechanismen

Erhöhte Ausscheidung von Natrium und Chlorid
Volumenreduktion
Bei chronischem Einsatz Vasodilatation
Beeinflussung des Eikosanoidstoffwechsels
Reduzierte Ansprechbarkeit auf Pressoren

Nebenwirkungen

Hypokaliämie
Metabolische Alkalose
Glukoseintoleranz
Lipidstoffwechselstörungen
Hyperurikämie
Hyperkalziämie

essanterweise einen verlangsamten Wiederanstieg des Blutdrucks (Resetting des Barorezeptorenreflexes?).
Theoretisch bestehen bei Thiaziden im Vergleich zu Kalzium-Antagonisten und ACE-Hemmern durchaus ernste Nebenwirkungen, die möglicherweise das sogenannte koronare Paradoxon erklären. Trotz guter Blutdrucksenkung war die Inzidenz von koronaren Ereignissen in den großen prospektiven Studien mit Diuretika nur gering reduziert. Trotzdem darf nicht vergessen werden, daß bisher nur für Diuretika und Betablocker eine Verbesserung der Prognose bei der Blutdrucksenkung nachgewiesen wurde. In den Studien zur Altershypertonie haben Diuretika die kardiovaskuläre Mortalität und Morbidität signifikant reduziert (s.u.). Deshalb sind sie zusammen mit den Kalzium-Antagonisten Mittel der ersten Wahl bei der Altershypertonie.
Kaliumsparende Diuretika sind der Aldosteron-Antagonist Spironolacton sowie Trimanteren und Amilorid. Spironolacton ist ein kompetitiver Antagonist von Aldosteron und führt zu einer vermehrten Ausscheidung von Natrium und Wasser sowie zu einer verminderten Ausscheidung von Kalium. Alle drei Substanzen kommen als Monotherapie bei essentieller Hypertonie nicht in Frage. In Kombination mit Thiaziden sind sie wirksamer als eine Kaliumsubstitution zur Verhinderung einer Hypokaliämie. Als Monotherapie spielt Spironolacton bei bilateraler Nebennierenrindenhyperplasie, einer Form des primären Hyperaldosteronismus, eine wich-

tige Rolle. Die wichtigste Nebenwirkung von Spironolacton ist eine schmerzhafte, dosisabhängige Gynäkomastie und von Triamteren seltener eine Nephrolithiasis.

> Fazit für die Praxis: Diuretika haben in mehreren Studien zur Altershypertonie die kardiovaskuläre Prognose verbessert. Niedrige Dosen sind empfehlenswert, da besonders höhere Dosen das Lipidprofil und die Glukosetoleranz verschlechtern und potentiell zu Hypokaliämien führen.

Literatur

1. Veterans Administration Co-Operative Study on Antihypertensive Agents. Effects of treatment on morbidity in hypertension. I. Results in patients with diastolic pressure averaging 115 through 129 mmHg. J Am Med Assoc (JAMA) 1967; 202: 1028.
2. Veterans Administration Co-Operative Study on Antihypertensive Agents. Effects of treatment on morbidity in hypertension. II. Results in patients with diastolic pressure averaging 90 through 114 mmHg. J Am Med Assoc (JAMA) 1970; 213: 1143.
3. Veterans Administration Co-Operative Study on Antihypertensive Agents. Effects of treatment on morbidity in hypertension. III. Influence of age, diastolic pressure and prior cardiovascular disease: further analysis of side effects. Circulation 1972; 45: 991.
4. Report by the Management Committee. The Australian therapeutic trial on mild hypertension. Lancet 1980; 1: 1261.
5. Hypertension Detection and Follow-up Program Cooperative group. Five years' finding of the hypertension detection and follow-up program. J Am Med Assoc (JAMA) 1979; 242: 2562.
6. Amery A, Birkenhäger W, Brixko P, Bulpitt C, Clement D, Deruyttere M, de Schaepdryver A, Dollery C, Fagard R, Forette F, Forte J, Hamdy R, Henry FL, Joosens JV, Leonetti G, Lund-Johansen O, O'Malley K, Petrie J, Strasser T, Tuomilehto J, Williams B. Mortality and morbidity results from the European Working Party on high blood pressure in the elderly trial. Lancet 1985; 1, 1349.
7. Grimm RH, Leon AS, Hunningkake DB, LenzK, Hannan P, Blavkburn H. Effects of thiazide diuretic on plasma lipids and lipoproteins in mildly hypertensive patients: a double-blind controlled trial. Ann Intern Med 1981; 94: 7.
8. Weisser B, Ripka O. Long-term diuretic therapy: effects of dose reduction on antihypertensive efficacy and counterregulatory systems. J Cardiovasc Pharmacol 1992, 19: 361-366.
9. Lund-Johansen P. Hemodynamic changes in longterm diuretic therapy of essential hypertension. Acta Med Scand 1970; 187: 590.

5.6.4 Betarezeptorenblocker

Bei der Altershypertonie sind Herzminutenvolumen, Herzfrequenz, Nierendurchblutung und Plasma-Renin im Vergleich zu jüngeren Hypertonikern vermindert [1].
Auch der Noradrenalinspiegel und die Sensitivität auf Beta-1-Stimulation sind beim älteren Hypertoniker reduziert. Dies äußert sich in einem verminderten Herzfrequenzanstieg nach Stimulation mit Isoprenalin (s.o.) und unter körperlicher Belastung [1]. Außerdem gibt es Hinweise, daß auch die Beta-2-Stimulation (Vasodilatation) reduziert ist. Ungünstig sind auch die metabolischen Nebenwirkungen von Betablockern. Sie verschlechtern besonders bei älteren Patienten mit metabolischem Syndrom sowohl die Glukosetoleranz als auch das Lipidprofil. Bei Patienten mit manifestem Diabetes können Betablocker die Symptome einer Hypoglykämie verschleiern.
Ausgehend von diesen pathophysiologischen Überlegungen muß man vermuten, daß Betablocker bei der Altershypertonie weniger wirksam sein könnten [2]. Zu Beginn einer essentiellen Hypertonie ist bei jungen Patienten und bei Kindern von Hypertonikern noch vor dem Anstieg des Blutdrucks ein hyperadrenerges Stadium mit erhöhtem Herzzeitvolumen und unverändertem bis erniedrigtem peripherem Widerstand festzustellen. In diesem Stadium sind Betablocker vom pathophysiologischen Standpunkt aus ideale Substanzen.
Bei der Altershypertonie hat sich auch in einigen klinischen Studien gezeigt, daß Betablocker im Alter weniger wirksam sind [2-5].
Andere Untersuchungen konnten diese Altersabhängigkeit nicht bestätigen. WEIDMANN und Mitarbeiter fanden in einer größeren Studie mit Betablockern keinen Hinweis auf eine Altersabhängigkeit bei der Blutdrucksenkung.
Auch in Untersuchungen, in denen Betablocker mit Diuretika und ACE-Hemmern verglichen wurden, war die Blutdrucksenkung mit Betablockern

Tab. 26: *Untersuchungen mit reduzierter Wirksamkeit von Betarezeptorenblockern im Alter*

nichtselektiv, ohne ISA	Propranolol (BÜHLER, GREENBERG)
mit ISA	Oxprenolol (BÜHLER) Bopindolol (HULTHEN)
Beta-1-selektiv	Atenolol (ZACHARIAS) Bisoprolol (BÜHLER)

Alpharezeptorenblocker

durchaus ebenbürtig. Coope und Warrender haben 884 Hypertoniker zwischen 60 und 79 Jahren über 10 Jahre mit Atenolol behandelt und eine Reduktion der Schlaganfälle auf etwa die Hälfte gegenüber Placebo festgestellt.

> Fazit für die Praxis: Mit den Diuretika zusammen sind Betablocker die einzigen Substanzen, die in prospektiven großen Studien eine Verbesserung der kardiovaskulären Prognose gezeigt haben. Bei der Altershypertonie gibt es in den neuesten Studien allerdings Hinweise, daß Diuretika den Betablockern bezüglich Prognose überlegen sein könnten (MRC-Studie s.o.).

Literatur

1. Pricher BNC, Owens CWI, Cruickshank JM. Pharmacodynamics and pharmacokinetics of beta-adrenocaptor blockers in the elderly. In: Amery A, Staessen J (Hrsg.). Hypertension in the elderly. Elsevier: Amsterdam 1989.
2. Bühler FR, Burkart F, Lütold BE, Küng M, Marbet G, Pfisterer M. Antihypertensive beta blocking action as related to renin and age: a pharmacologic tool to identify pathogenetic mechanisms in essential hypertension. Am J Cardiol 1975; 36: 653.
3. Greenberg G, Brennan PJ, Mial WE. Effects of diuretic and beta-blocker therapy in the Medical Research Council trial. Am J Med 1984; 76: 45.
4. Bühler FR, Anderson O, Berglund G, Van Brummelen P, Brunner HR, Dal Plau C, Fogari R, Prichard BNC, Reid JH, Zanchetti A. Double-blind comparison of the cardioselective bisoprolol and atenolol: the Bisoprolol International Multicentre Study (BIMS). In: Abstracts, 11th Scientific Meeting of the International Society of Hypertension, Heidelberg 1986, 645.
5. Zacharias FJ. Long-term clinical experience with atenolol. R Soc Med Int Cong Symp Ser 1979; 19: 75.
6. Weidmann P, Berette-Piccoli C, Ziegler WH, Keusch G, Gluck Z, Reubi FC. Age versus urinary sodium for judging renin aldosterone and catecholamine levels: studies in normal subjects and patients with essential hypertension. Kidney Int 1978; 14: 619.

5.6.5 Alpharezeptorenblocker

Wenn bei der Behandlung der arteriellen Hypertonie von Alpharezeptorenblockern gesprochen wird, sind heute selektive, postsynaptische Alpha-1-Rezeptor-blockierende Substanzen gemeint [1, 2]. Die klassische Substanz dieser Gruppe ist Prazosin [2], inzwischen sind andere Substanzen wie Doxazosin hinzugekommen, deren Hauptvorteil eine längere Halbwertszeit ist. Im Gegensatz zur verminderten Anzahl und

Ansprechbarkeit der Betarezeptoren im Alter gibt es keine Hinweise auf eine reduzierte Zahl von Alpharezeptoren.

Alphablocker führen zu einer Vasodilatation sowohl im arteriellen als auch im venösen Gefäßbett. Für die Blutdrucksenkung ist die Vasodilatation der Arterien verantwortlich. Trotz der Vasodilatation kommt es nicht zu einer wesentlichen Aktivierung des Sympathikus und des Barorezeptorenreflexes. Alphablocker führen im Gegensatz zu den meisten anderen antihypertensiven Substanzen nicht zu einer Reflextachykardie. Es wird vermutet, daß die Wirkung auf zentrale Alpha-1-Rezeptoren für die fehlende Aktivierung einer sympathischen Gegenregulation verantwortlich ist. Es gibt keine Hinweise auf eine reduzierte Durchblutung von Gehirn oder Nieren unter einer antihypertensiven Therapie mit Alphablockern.

Klinische Studien, die eine unterschiedliche Wirksamkeit von Alphablockern bei älteren im Vergleich zu jüngeren Hypertonikern zeigen, liegen nicht vor. Alphablocker haben jedoch einen günstigen Einfluß auf den Lipidstoffwechsel. Es kommt zu einem Anstieg von HDL-Cholesterin und einem Abfall von LDL-Cholesterin.

Eine Einschränkung der Nierenfunktion beim älteren Hypertoniker beeinflußt die Ausscheidung von Prazosin nicht. Auch bei anderen häufigen Begleiterkrankungen im Alter wie Herzinsuffizienz und chronisch-obstruktiven Lungenerkrankungen können Alphablocker ohne Einschränkungen eingesetzt werden.

Einzig der sogenannte First-dose-effect bei Alphablockern muß bei der Altershypertonie besonders beachtet werden. Eine initiale (zu hohe) Dosis kann zu ausgesprochen starken orthostatischen Hypotonien führen. Deshalb ist bei Patienten mit eingeschränkter autonomer Funktion wie älteren Hypertonikern und Diabetikern besonders darauf zu achten, daß mit einer niedrigen Dosis begonnen wird. Diese Patienten sind nicht in der Lage, einer Blutdrucksenkung durch Alphablocker bei Orthostase mit einer wirksamen Gegenregulation zu begegnen [3].

Alphablocker sollten bei älteren Patienten nur bei speziellen Indikationen (z.B. ältere Männer mit prostatischen Beschwerden oder Patienten mit sehr hohen Lipiden) eingesetzt werden [4].

> Fazit für die Praxis: Bei der Altershypertonie sind Alphablocker wegen einer relativ hohen Nebenwirkungsrate nicht die Mittel der ersten Wahl.

Literatur

1. O'Malley K, O'Brien E. Management of hypertension in the elderly. N Engl J Med 1980; 302: 1397.

2. GRAHAM RM, PETTINGER WA. Prazosin. N Engl J Med 1979; 300: 232.
3. CARIS TN. Hypertension in older patients: what drugs to use and when? Geriatrics 1982; 37: 38.
4. VETTER W, GREMINGER P. Hypertoniebehandlung bei älteren Patienten. Schweiz Rundsch Med Prax 84, 44: 1277.

5.6.6 Zentral wirksame Substanzen

Anfang der sechziger Jahre wurden zum ersten Mal zentral wirkende, blutdrucksenkende Substanzen in der antihypertensiven Therapie eingesetzt. Clonidin, Reserpin, Methyldopa und Guanethidin sind Vertreter dieser Gruppe.
Alle Substanzen vermindern in der Summe den Sympathikotonus, wobei die Mechanismen durchaus unterschiedlich sind [1].
Unter Therapie mit zentralen Antihypertensiva kommt es zu einer Reduktion des Herzzeitvolumens, des peripheren Widerstands, der Plasma-Renin-Aktivität und zumindest bei Reserpin zu einem Abfall der glomerulären Filtrationsrate.
Obwohl es in der Literatur durchaus Hinweise gibt, daß zentrale Antihypertensiva auch im Alter gut wirksam sind, machen die Auswirkungen auf das Herz-Kreislaufsystem doch deutlich, daß diese Substanzen bei der Altershypertonie nicht die Mittel der ersten Wahl sein können [2, 3]. Hinzu kommen ausgesprochen zentral-nervöse Nebenwirkungen wie Depression, Schwindel, trockener Mund, Kopfschmerzen und Alpträume. Weitere Nebenwirkungen zeigen sich bei Reserpin und Methyldopa in Form von Flüssigkeitsretention und Gewichtszunahme.

Tab. 27: Wirkungsweise von zentralen, antihypertensiv wirkenden Substanzen

Clonidin	Stimulation von zentralen, präsynaptischen Alpharezeptoren
Reserpin	Entleerung von zentralen und peripheren Noradrenalin- und Serotoninspeichern
Alpha-Methyldopa	Bildung von Alpha-Methyl-Noradrenalin durch „falschen" Metaboliten, Entleerung der Noradrenalinspeicher
Guanethidin	Stimulation von zentralen Alpha-2-Rezeptoren

> Fazit für die Praxis: Auch die zentral wirkenden Antihypertensiva sind bei der Altershypertonie nicht die Mittel der ersten Wahl. Sie sollten allenfalls in niedriger Dosis in einer Kombinationstherapie eingesetzt werden. Es besteht allerdings eine gute Wirksamkeit bei linksventrikulärer Hypertrophie.

Literatur

1. Tuck ML. The sympathetic nervous system in essential hypertension. Am Heart J 1986; 112: 877.
2. Van Zwieten PA. Pharmacology of centrally acting hypotensive drugs. Br J Clin Pharmacol 1980; 10: 13.
3. Hoobler SW, Sagatume E. Clonidine hydrochloride in the treatment of hypertension. Am J Cardiol 1971; 28: 67.

5.6.7 Weitere Therapiekonzepte

In den letzten Jahren ist ein weiteres Therapieprinzip zur antihypertensiven Therapie entwickelt worden. Es handelt sich um eine Blockade der Angiotensin-II-Rezeptoren. Ausgehend von Überlegungen, daß ACE-Hemmer relativ unspezifisch sowohl das Angiotensin-System als auch Kinine beeinflussen, wurde mit Losartan eine Substanz entwickelt, die spezifischer auf das Renin-Angiotensin-Aldosteron-System wirkt. Der Metabolismus von Bradykinin, der ebenfalls durch das Angiotensin-Converting-Enzym katalysiert wird, wird von Losartam nicht beeinflußt. Inzwischen gibt es jedoch Befunde, daß der verminderte Abbau von Bradykinin unter ACE-Hemmer-Therapie einen Teil der antihypertensiven Wirkung von ACE-Hemmern ausmachen könnte. Bradykinin erhöht die endothelvermittelte Produktion von Stickstoffmonoxid (NO) und könnte über diesen und andere Mechanismen den Blutdruck senken.

Zur Zeit ist noch unklar, ob die Blockade von Angiotensin-Rezeptoren gegenüber einer Therapie mit ACE-Hemmern Vorteile bietet. Ebenso lassen sich noch keine verläßlichen Aussagen über eine altersspezifische Wirkung dieser neuen Substanz machen.

6. Begleiterkrankungen bei arterieller Hypertonie im Alter

6.1 Das metabolische Syndrom

Sowohl von der Reaven-Gruppe als auch von anderen Gruppen ist in den letzten Jahren überzeugend dargestellt worden, daß Glukosetoleranzstörungen, Hypercholesterinämie mit vermindertem HDL-Cholesterin, stammbetonte Adipositas und arterielle Hypertonie eine charakteristische Kombination darstellen und möglicherweise bei bis zu 50 % der Hypertoniker vorkommen. Die eindeutige familiäre Häufung dieser Kombination sowie die Identifikation einer Insulinresistenz mit nachfolgender Hyperinsulinämie als gemeinsame Ursache führten dazu, daß diese Störungen in der Literatur zu einem Syndrom zusammengefaßt wurden.

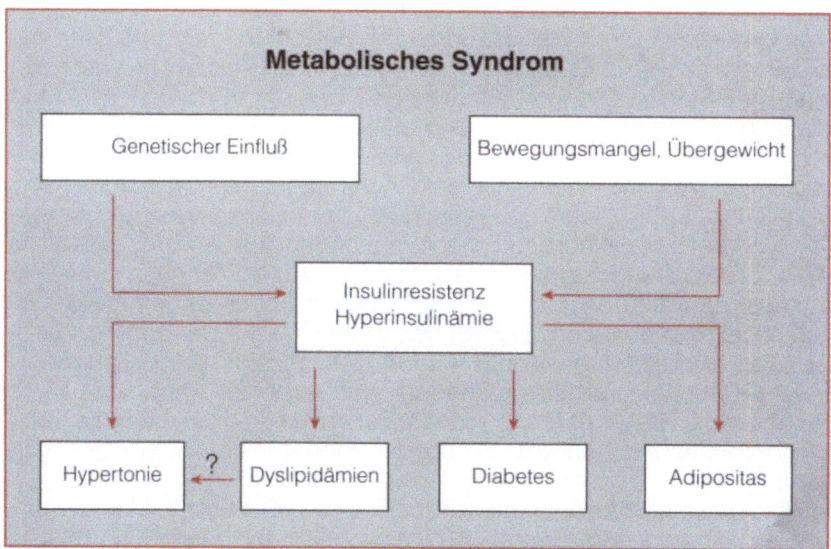

Abb. 15: Schematische Darstellung der wichtigsten pathophysiologischen Zusammenhänge des metabolischen Syndroms

Dieses Syndrom wird als metabolisches Syndrom oder auch als Reaven-Syndrom oder Syndrom X bezeichnet.
Eine Hyperinsulinämie, die sich als Kompensation einer wahrscheinlich genetisch beeinflußten Insulinresistenz entwickelt, kann über unterschiedliche Mechanismen den Blutdruck erhöhen. Die wichtigsten Mechanismen sind proliferative Wirkung auf Gefäßmuskelzellen, Verstärkung der Wirkung von Konstriktoren, Steigerung des Sympathikotonus und Steigerung der Natrium-Rückresorption in der Niere. Interventionen, die die Serum-Insulinkonzentration erhöhen, haben im Tierversuch zu Blutdruckanstiegen geführt.

> Fazit für die Praxis: Beim metabolischen Syndrom kommt es neben der Hypertonie zu erhöhten Triglyceriden, erniedrigtem HDL, Glukosetoleranzstörungen und Übergewicht mit stammbetonter Adipositas. Bei älteren Hypertonikern ist diese Konstellation, die durch eine Insulinresistenz ausgelöst wird, in über der Hälfte der Patienten vorhanden.

6.2 Altershypertonie, Fettstoffwechselstörungen und Adipositas

Hypercholesterinämie und arterielle Hypertonie gehören zu den wichtigsten kardiovaskulären Risikofaktoren [1]. Sowohl für den erhöhten Blutdruck als auch für Störungen des Fettstoffwechsels ist in epidemiologischen Studien nachgewiesen worden, daß die kardiovaskuläre Morbidität und Mortalität ansteigen und die Lebenserwartung vermindert ist [1]. Therapeutische Interventionen wie Blutdrucksenkung und Reduktion einer Hypercholesterinämie sind in der Lage, kardiovaskuläre Komplikationen zu vermindern und - zumindest bei mittelschwerer und schwerer Hypertonie sowie bei deutlichen Erhöhungen des Serum-Cholesterins - die Lebenserwartung zu verlängern. Der Zusammenhang zwischen atherosklerotisch bedingten kardiovaskulären Erkrankungen auf der einen und Hypertonie und Hypercholesterinämie auf der anderen Seite ist somit zweifelsfrei erwiesen. Es hat sich gezeigt, daß Patienten mit beiden Risikofaktoren ein besonders stark erhöhtes kardiovaskuläres Risiko aufweisen, denn in Kombination wirken Hypertonie und Dyslipidämien nicht nur additiv, sondern haben eine multiplikative Wirkung.
In epidemiologischen Studien wurde gezeigt, daß zwischen dem Serum-Cholesterin und dem Blutdruck eine signifikante, positive Korrelation besteht [2, 3]. Lange Zeit wurde dieser Zusammenhang damit erklärt, daß eine Adipositas das verbindende Glied zwischen ansonsten unabhängigen Risikofaktoren darstellen könnte. Dieses Konzept wurde zu-

sätzlich dadurch unterstützt, daß sowohl Hypertoniker als auch Patienten mit erhöhtem Serum-Cholesterin oft übergewichtig sind. In den letzten Jahren mehren sich in einer Reihe von Untersuchungen die Hinweise, daß zwischen Hypertonie und Lipiden möglicherweise ein noch engerer pathophysiologischer Zusammenhang bestehen könnte als bisher angenommen [2-5]. Eine signifikante Korrelation zwischen Blutdruck und metabolischen Veränderungen wurde auch bei jungen, schlanken Patienten festgestellt. Dabei wurden im wesentlichen zwei Konzepte entwickelt:

1. Beide Risikofaktoren sind Teil eines „metabolischen Syndroms" und haben somit eine gemeinsame Ursache [6].
2. Das Serum-Cholesterin - insbesondere LDL - hat einen direkten Einfluß auf die Blutdruckregulation [4, 7, 8].

Die kompensatorische Hyperinsulinämie bei Insulinresistenz führt auch zu den Störungen des Lipidstoffwechsels, die im Rahmen des metabolischen Syndroms beobachtet werden. Zunächst bedeutet Insulinresistenz nicht nur, daß eine Störung der insulinvermittelten Glukoseaufnahme durch verschiedene Zellarten vorliegt. Es kommt in ähnlichem Ausmaß zu einer Störung der Aufnahme von freien Fettsäuren, die jedoch zunächst durch eine Hyperinsulinämie kompensiert werden kann. In der Leber kommt es unter dem Einfluß der Hyperinsulinämie zu einer fettanabolen Wirkung mit einer vermehrten Synthese von VLDL und LDL sowie verminderten HDL-Konzentrationen. Dieses ist dadurch zu erklären, daß die Insulinresistenz im wesentlichen peripher, d.h. im Skelettmuskel, lokalisiert ist und daß in der Leber die Wirkung der konsekutiven Hyperinsulinämie um so stärker ins Gewicht fällt [6].

Epidemiologische Daten

Für die klinische Bedeutung dieser Befunde sprechen Untersuchungen, die einen Zusammenhang zwischen Blutdruck, Lipiden und Insulin auch in größeren Populationen zeigen konnten.
Im Rahmen der Heureka-Studie (Schweizer Forschungsausstellung 1991) wurden bei ca. 11 000 Besuchern neben anderen Parametern Serum-Cholesterin und Blutdruck gemessen. Dabei ergab sich eine signifikante Korrelation ($p < 0.001$, $r = 0.262$) zwischen Blutdruck und Serum-Cholesterin [3]. Diese Daten bestätigen Befunde einer Studie aus Norwegen [2], in der ähnliche Korrelationen zwischen Blutdruck und Cholesterin gefunden wurden. Noch eindrücklicher wurde diese Beziehung, wenn die Inzidenz einer Hypertonie in nach der Serum-Cholesterin-Konzentration geordneten Quintilen ermittelt wurde.
In Abb. 16 zeigt sich ein Anstieg der Hypertoniker von 6,1 % in der

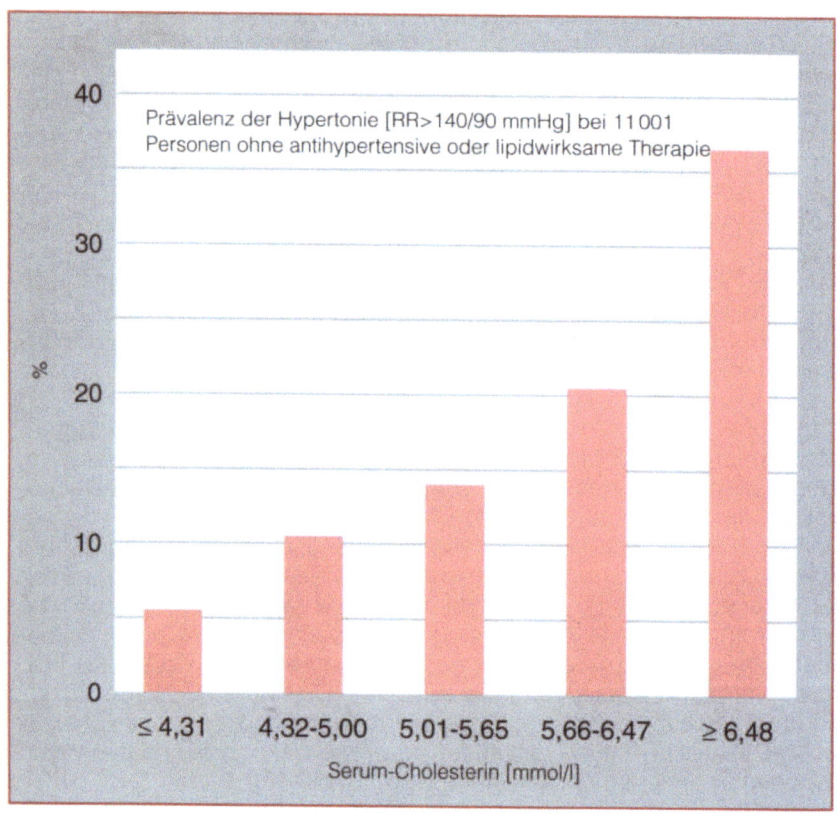

Abb. 16: Zusammenhang zwischen Cholesterin und Blutdruck in der Heureka-Studie [3]

untersten Quintile auf 36 % in der obersten Cholesterin-Quintile. Diese Unterschiede waren auch nach Korrektur für Alter und Body-Mass-Index noch signifikant (p < 0.01).
In einer Untergruppe wurde der Nüchterninsulinspiegel als Maß für eine mögliche Insulinresistenz gemessen. Dabei zeigte sich, daß Personen mit mindestens einem hypertonen Elternteil signifikant (p < 0.05) höhere Nüchterninsulinspiegel aufwiesen (112 ± 12 vs. 95 ± 4 pmol/l) als Versuchspersonen ohne familiäre Vorbelastung für Hypertonie. Der Blutdruck lag in beiden Gruppen im Normbereich und unterschied sich zwischen den Gruppen nicht signifikant.
Es ist jedoch nicht nur bei Patienten mit Hypercholesterinämie eine erhöhte Hypertonieprävalenz vorhanden; auch umgekehrt wurde bei

Altershypertonie, Fettstoffwechselstörungen und Adipositas

Hypertonikern in 46 % der Fälle ein Cholesterinspiegel von über 250 mg/dl (6,5 mmol/l) festgestellt.
Neben den bisher beschriebenen epidemiologischen Korrelationen zwischen Dyslipidämien und arterieller Hypertonie, die im Rahmen eines metabolischen Syndroms erklärt werden könnten, mehren sich jedoch Befunde, daß Serumlipide direkt auf die Blutdruckregulation wirken. In einer schwedischen Studie wurde gezeigt, daß die Senkung eines erhöhten Serum-Cholesterins über fünf Jahre die nachfolgende Inzidenz einer Hypertonie vermindern konnte [4]. Bei Patienten mit Hypercholesterinämie ist eine verminderte endothelabhängige Vasodilatation beschrieben worden. Zusätzlich zu diesen klinischen Studien, die auf einen Einfluß von Lipiden auf den Blutdruck hinweisen, haben in den letzten Jahren eine Fülle von In-vitro-Untersuchungen einen direkten Einfluss von Lipiden auf Mechanismen der Blutdruckregulation in der Gefäßwand gezeigt.
Die Adipositas wurde lange Zeit als das Bindeglied zwischen Dyslipidämien, Glukosetoleranzstörungen und Hypertonie verkannt. Heute weiß man, daß bei einem großen Teil der Patienten das metabolische Syndrom für diese Störungen verantwortlich ist. Auch die stammbetonte Adipositas mit erhöhter „Waist-hip-ratio" (Quotient aus Bauchumfang dividiert durch Hüftumfang) ist eine Konsequenz der genetisch vermittelten Insulinresistenz. Natürlich kommen auch alimentäre Faktoren hinzu. Gewichtsabnahme und Ausdauersport sind in der Lage, die Insulinsensitivität zu verbessern.
Antihypertensiva haben sehr unterschiedliche Einflüsse auf den Fettstoffwechsel.
Diuretika führen dosisabhängig zu einem Anstieg von Gesamtcholesterin und Triglyceriden [9]. Betablocker erhöhen Triglyceride und reduzieren das HDL-Cholesterin; bei Betablockern mit intrinsischer sympathikomimetischer Aktivität soll diese Wirkung geringer ausfallen. Einen günstigen Einfluß auf den Fettstoffwechsel üben Alphablocker aus. Triglyceride, LDL-, VLDL- und Gesamtcholesterin werden reduziert, während HDL-Cholesterin bis zu 10 % ansteigt.
ACE-Hemmer und Kalzium-Antagonisten haben keinen negativen Einfluß auf den Fettstoffwechsel, sie sind bei älteren Hypertonikern mit Fettstoffwechselstörungen als die Substanzgruppen der ersten Wahl anzusehen, da die Alphablocker aus anderen Gründen bei der Altershypertonie nicht ideal sind (s.u.).

> Fazit für die Praxis: Eine Therapie der Altershypertonie vor dem Hintergrund des metabolischen Syndroms mit Kalzium-Antagonisten und ACE-Hemmern ist im Gegensatz zu Diuretika und Betablockern zu empfehlen.

Literatur

1. CASTELLI WP, ANDERSON K. A population at risk: prevalence of high cholesterol levels in hypertensive patients in the Framingham study. Am J Med 1986; 80 (suppl 2A): 23-32.
2. BØNAA KH, THELLE DS. Association between blood pressure and serum lipids in a population. The Tromsø study. Circulation 1991; 83, 1305-1314.
3. KISTLER T, WEISSER B. Zusammenhänge zwischen Fettstoffwechselstörungen und Hypertonie bei 10892 Heureka-Studienteilnehmern. Schweiz Rundsch Med Prax 1993; 82 (44): 1222-1233.
4. EKELUND LG. Lowering lipids and the genesis of hypertension. Drugs 1988; 36 (Suppl 3), 21.
5. CREAGER MA, COOKE JP, MENDELSOHN ME, GALLAGHER SJ, COLEMAN SM, LOSCALO J, DZAU VJ. Impaired vasodilation of forearm resistance vessels in hypercholesterolemic humans. J Clin Invest 1990; 86(1): 228-234.
6. REAVEN GM. Role of insulin resistance in human disease. Diabetes 1988; 37: 1595-1607.
7. WEISSER B, LOCHER R, MENGDEN T, VETTER W. Oxidation of low density lipoprotein enhances its potential to increase intracellular free calcium concentration in vascular smooth muscle cells. Arterioscler Thromb 1992; 12: 231-236.
8. SACHINIDIS A, MENGDEN T, LOCHER R, BRUNNER C, VETTER W. Novel cellular activities for low density lipoprotein in vascular smooth muscle cells. Hypertension 1990; 15: 704-711.
9. KAPLAN NM. Problems with the use of diuretics in the treatment of hypertension. Am J Nephrol 1986; 6: 1-5.

6.3 Altershypertonie, Glukosetoleranzstörungen und Diabetes mellitus

Bei etwa der Hälfte aller Patienten mit essentieller Hypertonie besteht ein metabolisches Syndrom [1]. Insulinresistenz, Hyperinsulinämie und Hyperglykämie haben beim älteren Hypertoniker häufig schon zum manifesten Diabetes mellitus Typ II geführt [2]. Bei Patienten mit Diabetes mellitus und Hypertonie ist die Indikation für eine antihypertensive Therapie insbesondere bei bereits vorhandener Mikroalbuminurie enger zu stellen. Eine Therapieindikation besteht bereits bei diatolischen Blutdruckwerten ab 85 mmHg.
Allgemeinmaßnahmen zur Verbesserung der Insulinsensitivität sind - wie schon erwähnt - Gewichtsabnahme und Ausdauersport. Jeder klinisch Tätige weiß, daß sich theoretisch der Blutdruck durch diese Maßnahmen gut senken läßt. In der Praxis führen die Maßnahmen doch nur selten zum Erfolg. Pharmakologische Maßnahmen zur Verbesserung der Insulinsensitivität bei Altershypertonie sind sehr begrenzt. Biguanide sind eine der wenigen Stoffgruppen, die die Insulinsensitivität verbessern. Bei älteren Patienten sind Biguanide jedoch wegen der Gefahr lebensbe-

drohender Laktatazidosen kontraindiziert. Bei Diabetes und Altershypertonie bleibt nur die Möglichkeit, mit den antihypertensiv wirkenden Medikamenten die Stoffwechsellage zumindest nicht zu verschlechtern. ACE-Hemmer und Kalzium-Antagonisten sind in diesem Zusammenhang zu empfehlen. Betablocker und Diuretika verschlechtern die Insulinresistenz. Auch Alphablocker scheinen keinen negativen Einfluß auf die Insulinresistenz auszuüben, die diesbezüglichen Erfahrungen sind bis jetzt jedoch noch begrenzt. Bei der diabetischen Nephropathie bestehen die besten Erfahrungen mit ACE-Hemmern, was die Reduktion der Mikroalbuminurie angeht [3].

> Fazit für die Praxis: Bei der Altershypertonie in Verbindung mit einem Diabetes mellitus liegen die besten Erfahrungen mit ACE-Hemmern vor. Möglich ist auch der Einsatz von Kalzium-Antagonisten, die wie ACE-Hemmer ein neutrales metabolisches Verhalten aufweisen.

Literatur

1. FERRANINI E, HAFFNER SM, STERN MP. Essential hypertension: an insulin resistent state. J Cardiovasc Pharmacol 1990; 15 (suppl 5): 18-25.
2. FUH MM-T, SHIEH S-M, WU D-A, CHEN Y-DI, REAVEN GM. Abnormalities of carbohydrate and lipid metabolism in patients with hypertension. Arch Intern Med 1987; 147: 1035-1038.
3. WEIDMANN P, BOEHLEN LM, DE COURTEN M. Pathogenesis and treatment of hypertension associated with diabetes mellitus. Am Heart J 1993; 125, part 2: 1498.

6.4 Altershypertonie und Herz-Kreislauferkrankungen

6.4.1 Herzinsuffizienz und Hypertonie im Alter

Die Herzinsuffizienz nur als Begleiterkrankung der Altershypertonie anzusprechen, unterschätzt die engen pathophysiologischen Beziehungen zwischen Hypertonie und Herzinsuffizienz. Zu Zeiten, als eine kausale Therapie der Hypertonie noch unbekannt war, war die Hypertonie die mit Abstand häufigste Ursache der Herzinsuffizienz. Auch heute noch muß bei inzwischen verbesserter Therapie des Bluthochdrucks eine hypertensive Entgleisung als die häufigste Ursache für ein akutes Linksherzversagen angesehen werden. Aufgrund der Fortschritte der antihypertensiven Therapie hat heute die koronare Herzerkrankung die Hypertonie als führende Ursache der chronischen Herzinsuffizienz abge-

Tab. 29: Ursachen der Herzinsuffizienz in der Framingham-Studie (1971) und der SOLVD-P-Studie (1991), Mehrfachnennung möglich (nach Göbel und Düsing [3, 4])

	Hypertonie	Koronare Herzkrankheit
Framingham-Studie, 1971	76 %	37 %
SOLVD-P-Studie, 1991	37 %	83 %

löst (s. Tab. 29). Doch die koronare Herzkrankheit ist zumindest teilweise auch eine Konsequenz des hohen Blutdrucks.

Bei der Herzinsuffizienz ist die Nachlastsenkung zur Entlastung des linken Ventrikels ein etabliertes Therapieprinzip. Interessanterweise scheint jedoch die Senkung der Nachlast insbesondere durch ACE-Hemmer die Prognose zu verbessern. In Studien wie der SAVE-Studie (Captopril) und der CONSENSUS-Studie (Enalapril) wurde die Mortalität verringert [1, 2]. Diese und andere Daten unterstützen das Konzept der ACE-Hemmung bei Hypertonie und Herzinsuffizienz.

Für Diuretika ist die Aussage differenzierter zu treffen. Klinisch ist die potente Wirksamkeit sowohl einer diuretischen Monotherapie als auch einer Kombinationstherapie mit Diuretika und ACE-Hemmern gut dokumentiert. Bei der Herzinsuffizienz ist die Verbesserung der Prognose durch Diuretika nicht so gut dokumentiert wie für die ACE-Hemmer. Diese Tatsache kann jedoch auch darin begründet liegen, daß große Prognosestudien mit Diuretika im Vergleich zu Placebo aus ethischen Gründen aufgrund der unbestrittenen Wirksamkeit nicht durchgeführt wurden. ACE-Hemmer brachten jedoch auch gegenüber den mit Diuretika behandelten Placebogruppen eine Prognoseverbesserung bei der Herzinsuffizienz.

Bei der Hypertonie im allgemeinen und der Altershypertonie im speziellen muß im Vergleich zwischen Diuretika und ACE-Hemmern eine umgekehrte Aussage getroffen werden. Eine Verbesserung der Prognose bezüglich kardiovaskulärer Morbidität und Mortalität konnte bisher nur für Diuretika gezeigt werden. Studien mit ACE-Hemmern versus Placebo konnten zu Beginn der ACE-Hemmer-Therapie wegen des gesicherten Nutzens der Blutdrucksenkung nicht mehr durchgeführt werden. So bleibt der klinische Anschein, daß ACE-Hemmer bei der Therapie der Hypertonie die Prognose mindestens in gleichem Ausmaße verbessern wie Diuretika, bis heute Spekulation.

Früher galten Betablocker bei der Herzinsuffizienz als kontraindiziert. In den letzten Jahren mehren sich die Anzeichen, daß Betablocker, wenn in niedriger Dosis begonnen wird, möglicherweise die Sterblichkeit verringern. Betablocker wirken wahrscheinlich einer zunehmenden Katecholamintoxizität entgegen, die sich bei Herzinsuffizienz entwickelt. Es muß jedoch ausdrücklich betont werden, daß Betablocker bei Herzinsuffizienz nur im Rahmen von kontrollierten Studien eingesetzt werden sollen. Es sind bereits Fälle bekannt, bei denen der unkritische Einsatz von zu hohen Dosen Betablockern zu einer kardialen Dekompensation geführt hat.

Kalzium-Antagonisten der ersten Generation vom Verapamil-, Diltiazem- und Nifedipin-Typ haben zwar in der Therapie der Hypertonie eine breite Verwendung gefunden, sind aber im Zusammenhang mit Hypertonie und Herzinsuffizienz nicht anzuraten. Bei allen besteht eine negativ inotrope Wirkung. Dihydropyridine der zweiten Generation haben eine höhere Gefäßselektivität und scheinen kaum negativ inotrope Effekte aufzuweisen. Diese Substanzen sind zwar nicht - wie Diuretika und ACE-Hemmer - Mittel der ersten Wahl bei Hypertonie und Herzinsuffizienz, ein Einsatz ist jedoch möglich.

> Fazit für die Praxis: ACE-Hemmer und Diuretika sind die Mittel der ersten Wahl bei Hypertonie und gleichzeitiger Herzinsuffizienz. Falls bei einem Patienten mit Herzinsuffizienz ein Kalzium-Antagonist eingesetzt werden soll, ist eher ein gefäßselektives Präparat der neueren Dihydropyridine zu empfehlen.

Literatur

1. Pfeffer MA, Braunwald E, Moyé LA, Basta L, Brown EJ, et al. Effect of captopril on mortality and morbidity in patients with left ventricular dysfunction after myocardial infarction. Results of the survival and ventricular enlargement trial. N Engl J Med 1992; 327: 669-677.
2. The Consensus Trial Study Group. Effects of enalapril on mortality in severe congestive heart failure; results of the Cooperative North Scandinavian Enalapril Survival Study (CONSENSUS). N Engl J Med 1987; 316: 1429.
3. Göbel BO, Düsing R. Was ist gesichert in der Therapie? Herzinsuffizienz. Arcis Verlag: München 1995.
4. The SOLVD Investigators. Effect of enalapril on survival in patients with reduced left ventricular ejection fraction and congestive heart failure. N Engl J Med 1991; 325: 293.

6.4.3 Linksventrikuläre Hypertrophie bei Altershypertonie

Die koronare Herzkrankheit ist eine häufige Komplikation der arteriellen Hypertonie. Ischämisch bedingte kardiale Ereignisse sind bei Hypertonikern signifikant häufiger. Medikamentös wird die koronare Herzkrankheit über die Acetylsalicylsäure hinaus mit Medikamenten behandelt, die die Herzarbeit verringern und das Sauerstoffangebot erhöhen. Diese Medikamente haben in der Regel auch die Eigenschaft, den Blutdruck zu senken. Bei einem Eckpfeiler dieser antianginösen Therapie - den Nitraten - ist eine Blutdrucksenkung allerdings erst in sehr hohen Dosen zu beobachten. Die Hauptwirkung von Nitraten beruht auf der Dilatation großer venöser Kapazitätsgefäße, wodurch ein vermehrtes venöses Pooling bewirkt und die kardiale Vorlast gesenkt wird.

Idealerweise werden bei Hypertonie und koronarer Herzkrankheit Kalzium-Antagonisten und Betablocker eingesetzt, wobei aber für Betablocker bei älteren Hypertonikern eine Reihe von Kontraindikationen zu beachten ist. Eine Kombinationstherapie von Betablockern und Kalzium-Antagonisten, die die atrioventrikuläre Überleitung verlangsamen (Verapamil, Diltiazem), ist kontraindiziert.

Von den klassischen Substanzen zur Therapie der koronaren Herzkrankheit - Nitropräparate, Betablocker und Kalzium-Antagonisten - sind

Tab. 30: Altershypertonie und koronare Herzkrankheit. Differentialtherapie

Betablocker	Vorsicht bei metabolischem Syndrom, Kontraindikation bei chronisch-obstruktiven Lungenerkrankungen, bei Herzinsuffizienz nur im Rahmen von Studien, Prognoseverbesserung in Postinfarktstudien
Kalzium-Antagonisten	Fraglich ist eine erhöhte Sterblichkeit durch Nifedipin; Dihydropyridine der zweiten Generation mit längerer Wirkung und erhöhter Gefäßselektivität zu empfehlen. Cave: Einsatz von Verapamil und Diltiazem bei eingeschränkter linksventrikulärer Funktion
Nitrate	Sehr gute antianginöse Wirkung, kaum Blutdrucksenkung
ACE-Hemmer	Prognoseverbesserung in Postinfarktstudien bei eingeschränkter linksventrikulärer Funktion

letztere sicherlich bei älteren Patienten mit gleichzeitig vorliegender Hypertonie zu empfehlen. Im Gegensatz zu Betablockern haben Kalzium-Antagonisten keinen negativen Einfluß auf metabolische Risikofaktoren der koronaren Herzkrankheit. Nur für Kalzium-Antagonisten wurde bisher eine Verlangsamung der Progression von Läsionen in der Koronarangiographie nachgewiesen. Ausgehend von diesen Ergebnissen könnte durchaus eine antiatherosklerotische Wirkung von Kalzium-Antagonisten postuliert werden (INTACT-Studie). Eine besondere Indikation besteht bei vasospastischer Prinzmetal-Angina [1].

Die hämodynamische Wirkung von Kalzium-Antagonisten ist durch eine Abnahme des peripheren Widerstandes gekennzeichnet. Zumindest bei den neueren Dihydropyridinen ist diese Reduktion der Nachlast mit einer Zunahme des Herzzeitvolumens vergesellschaftet. Damit kommt es zu einer Drucksenkung mit gleichzeitiger Verbesserung der Perfusion wichtiger Organe. Bei den Kalzium-Antagonisten der ersten Generation, Verapamil und Diltiazem, aber auch Nifedipin, kam aufgrund geringer Gefäßselektivität jedoch ein ausgesprochen negativ inotroper Effekt hinzu, so daß das Herzminutenvolumen in der Summe trotz Nachlastsenkung gleich blieb oder nur gering anstieg.

Nifedipin als Dihydropyridin der ersten Generation ist in der letzten Zeit kritisiert worden, da eine Metaanalyse eine Verschlechterung der Prognose bei koronarer Herzkrankheit zu zeigen scheint. Kritisiert wird die starke sympathische Gegenregulation bei akut einsetzender Nifedipin-Wirkung, die zu einer Zunahme kardialer Ereignisse führen könnte. Neuere Dihydropyridine haben eine langsamer anflutende und länger anhaltende Wirkung, was in diesem Zusammenhang von Nutzen sein könnte.

Betablocker sind ebenfalls unverzichtbar in der Therapie der koronaren Herzerkrankung (KHK). Sie reduzieren das Druck-Frequenzprodukt, das den Sauerstoffverbrauch des Herzens bestimmt. Bei der Therapie von Hypertonie mit begleitender KHK muß bei Betablockern im Gegensatz zu Kalzium-Antagonisten eine Reihe von Kontraindikationen beachtet werden. Besonders bei Herzinsuffizienz und chronisch-obstruktiven Lungenerkrankungen - beides sehr häufige Erkrankungen im Alter - ist ein Einsatz nur in Ausnahmefällen indiziert. Ein Vorteil gegenüber Nitraten und Kalzium-Antagonisten ist der in großen Postinfarktstudien (z.B. ISIS 1) nachgewiesene prognostische Nutzen. Hier scheint in der Prognose bezüglich Überleben und kardiovaskulären Komplikationen eine Verbesserung vorzuliegen [2]. Die Wirkung ist besonders in den ersten Monaten nach Infarkt nachzuweisen, was für die These spricht, daß Betablocker besonders bei elektrischen Instabilitäten der Reizleitung, wie sie nach einem Infarkt bestehen, einen positiven Effekt ausüben.

Obwohl ACE-Hemmer keine klassischen Medikamente im Konzept der Therapie der koronaren Herzkrankheit sind, wurde in Postinfarktstudien [3] bei Patienten mit reduzierter Pumpfunktion doch eine Verbesserung der Prognose nachgewiesen (z.B. Captopril in der SAVE-Studie). Bei Patienten mit eingeschränkter Pumpfunktion, bekannter koronarer Herzkrankheit und Hypertonie sind ACE-Hemmer indiziert.

> Fazit für die Praxis: Hypertonie und koronare Herzkrankheit im Alter sind durch Betablocker und Kalzium-Antagonisten therapierbar. Gefäßselektive Kalzium-Antagonisten senken den peripheren Widerstand und führen über die Nachlastsenkung zu einer Steigerung des Herzminutenvolumens. Betablocker senken den Sauerstoffverbrauch des Herzens. Sie haben jedoch eine Reihe von Kontraindikationen beim älteren Patienten.

Literatur

1. Lichteln PR, Hugenholtz PG, Raffenbeul W, Hecker H, Jost S, Deckers JW. Retardation of angiographic progression of coronary artery disease. Results of the International Nifedipine Trial on Antiatherosclerotic Therapy (INTACT). Lancet 1990; 335: 1109-1113.
2. The ISIS 1 Collaborative Group. Randomized trial of intravenous atenolol among 16.027 cases of suspected acute myocardial infarction: ISIS 1. Lancet 1986; ii: 57-66.
3. Pfeffer MA, Braunwald E, Moyé LA, Basta l, Brown EJ, et al. Effect of captopril on mortality and morbidity in patients with left ventricular dysfunction after myocardial infarction. Results of the survival and ventricular enlargement trial. N Engl J Med 1992; 327: 669-677.

6.4.3 Linksventrikuläre Hypertrophie bei Altershypertonie

Die linksventrikuläre Hypertrophie ist eine häufige Organkomplikation bei essentieller Hypertonie, die schon bei jugendlichen Hypertonikern mit milder Hypertonie bei 30 % der Patienten nachweisbar ist [1]. Bei seit langem bestehender Hypertonie im Alter ist sie besonders häufig vorhanden. Die Entwicklung der Herzhypertrophie scheint dabei nicht nur vom Produkt aus Dauer der Hypertonie und Höhe des Blutdrucks abzuhängen. Aus Vergleichen mit Hypertrophie bei Aortenklappenstenose ist bekannt, daß bei ähnlicher Druckbelastung die Hypertrophie beim Hypertoniker im Mittel stärker ausgeprägt ist. Wahrscheinlich spielen also Wachstumsfaktoren (Katecholamine, Angiotensin II?) bei der Entwicklung der linksventrikulären Hypertrophie eine Rolle. Die linksventrikuläre Hypertrophie ist ein unabhängiger kardiovaskulärer Risikofaktor [2]. Bei der Herzhypertrophie kommt es nicht nur zu einer Hypertrophie und Hyperplasie von Herzmuskelzellen, sondern auch zu einer vermehrten Produktion von kollagenen Fasern [3].

Möglicherweise wird bei Patienten mit arterieller Hypertonie die Prognose stärker durch das Ausmaß der Herzhypertrophie als durch den Blutdruck bestimmt. In jedem Fall ist die linksventrikuläre Hypertrophie ein eigenständiger kardiovaskulärer Risikofaktor, der bei der Therapie der Altershypertonie beachtet werden muß. Von den beiden von der Hochdruckliga empfohlenen Medikamenten, den Diuretika und den Kalzium-Antagonisten, sind eindeutig letztere bei der linksventrikulären Hypertrophie zu bevorzugen [4, 5]. Zentral wirkende Antihypertensiva, ACE-Hemmer und Betablocker sind ebenfalls in diesem Zusammenhang zu empfehlen.

> Fazit für die Praxis: Nicht alle Antihypertensiva reduzieren die linksventrikuläre Hypertrophie in gleicher Weise. Von den beiden von der Hochdruckliga bei Altershypertonie empfohlenen Substanzgruppen, den Kalzium-Antagonisten und den Diuretika, sind die Kalzium-Antagonisten in diesem Zusammenhang eindeutig zu bevorzugen.

Literatur

1. CULPEPPER WS, SODT PC, MESSERLI FH. Cardiac anatomy and function in juvenile hypertension. Am J Med 1983; 75 (3A): 57
2. KANNEL WB, GORDON T, CASTELLI WP. ECG-left ventricular hypertrophy and risk of CHD. The Framingham Study. Ann Intern Med 1970; 72: 813.
3. SEN S, TARAZI RC, BUMPUS FM. Cardiac hypertrophy in spontaneously hypertensive rats. Circ Res 1987; 35: 775.
4. FOUAD-TARAZI FM, LIEBSON PR. Echocardiographic studies of regression of left ventricular hypertrophy in hypertension. Hypertension 1987; 9: Suppl 2, 65.
5. DAHLÖF B. Regression of left ventricular hypertrophy - are there differences between antihypertensive agents? Cardiology 1992; 81: 307.

6.4.4 Periphere arterielle Verschlußkrankheit

Die periphere arterielle Verschlußkrankheit ist eine häufig anzutreffende, atherosklerotisch bedingte Komplikation bei Patienten mit Altershypertonie. Obwohl die arterielle Hypertonie nicht der wichtigste Risikofaktor für die Entwicklung einer Makroangiopathie im Bereich der peripheren Gefäße (bes. Bein- und Beckenarterien) ist, trägt sie doch zur Entwicklung und Verschlimmerung der peripheren arteriellen Verschlußkrankheit bei. Der wichtigste Risikofaktor ist das Rauchen, aber auch der im Alter häufige Bewegungsmangel. Übergewicht und Fettstoffwechselstörungen

Tab. 31: Altershypertonie und periphere arterielle Verschlußkrankheit. Differentialtherapie

ACE-Hemmer, Kalzium-Antagonisten, Alphablocker, Hydralazin	Kein spezifischer Effekt auf die periphere Durchblutung, Einsatz zur Blutdrucksenkung möglich
Betablocker	Einsatz nicht zu empfehlen, mögliche Vasokonstriktion
Diuretika	Einsatz wegen Reduktion des Plasmavolumens nicht zu empfehlen

tragen ebenfalls zur Entwicklung einer peripheren arteriellen Verschlußkrankheit bei.

Wie bei der koronaren Herzkrankheit sind Thrombozytenaggregationshemmer wie Acetylsalicylsäure oder Ticlopidin ein Eckpfeiler der Therapie [1, 2]. Anders als bei der koronaren Herzkrankheit haben sich jedoch Vasodilatatoren wie Kalzium-Antagonisten, Alphablocker oder Hydralazin bei der peripheren arteriellen Verschlußkrankheit nicht bewährt. Bei Patienten mit arterieller Verschlußkrankheit kommt es unter Belastung zu einer Vasodilatation distal der Stenose. Dadurch sinkt der Perfusionsdruck oft unter den durch die Muskelspannung ausgeübten Gewebsdruck. Vasodilatierend wirkende Substanzen könnten allenfalls noch über eine Verbesserung des Blutflusses in den Kollateralen wirken. In der Praxis hat sich jedoch kein günstiger Effekt ergeben [2, 3].

Wesentlich seltener als die atherosklerotisch bedingten Durchblutungsstörungen sind M. Raynaud und Ergotismus. Bei diesen vasospastisch bedingten Durchblutungsstörungen ist der Einsatz von Kalzium-Antagonisten sinnvoll.

Fazit für die Praxis: Bei der peripheren arteriellen Verschlußkrankheit hat sich für keines der Antihypertensiva ein spezifisch positiver Effekt ergeben. Betablocker und Diuretika sollten zur Blutdrucksenkung nicht als erste Wahl eingesetzt werden, es sind eher vasodilatierend wirkende Substanzgruppen zu bevorzugen.

Literatur

1. European Working Group on Critical Leg Ischemia: Second European consensus document on chronic critical leg ischemia. Circulation 1991; 84: IV 1.

2. COFFMAN JD. Intermittent claudication and rest pain: Physiologic concepts and therapeutic approaches. Prog Cardiovasc Dis 1979; 22: 59.
3. CRIQUI MH. Mortality over a period of 10 years in patients with peripheral arterial disease. N Engl J Med 1992; 326: 381.

6.4.5 Orthostatische Dysregulation

In den Abschnitten Barorezeptorenreflexe im Alter (2.3) und Änderungen des Vagotonus und des Sympathikus im Alter (2.5) wurde bereits auf Prozesse eingegangen, die im Alter zu orthostatischen Problemen führen können. Der Barorezeptorenreflex ist im Alter weniger sensitiv, und auch das Ansprechen auf das sympathische Nervensystem sinkt. Typische Manifestationen dieser verminderten Regulationsmechanismen im Alter sind orthostatische sowie postprandiale Hypotonie [1, 2]. Über diese physiologischen Altersmechanismen hinaus besteht bei etwa der Hälfte der Altershypertoniker ein metabolisches Syndrom. Glukosetoleranzstörungen und Diabetes mellitus sind als Teil des metabolischen Syndroms die häufigsten Ursachen einer autonomen Polyneuropathie, die die oben beschriebenen Störungen verstärken kann. Als Vertreter generalisierter Syndrome mit Verlust der Regulation des vegetativen Nervensystems sei das Shy-Drager-Syndrom genannt, bei dem es zu schwerer orthostatischer Hypotonie kommt. Aber auch beim M. Parkinson und anderen im Alter häufigeren Erkrankungen des Nervensystems kann es zu orthostatischen Fehlregulationen kommen.
Eine weitere oft unterschätzte Ursache der orthostatischen Hypotonie ist die Pseudohypertonie [3]. Aufgrund atherosklerotischer Veränderungen (Mönckebergsche Mediasklerose) der Armarterien kommt es zu einer verminderten Komprimierbarkeit der Gefäße. Der Druck, der durch die Blutdruckmanschette ausgeübt werden muß, um die Gefäße zu komprimieren, führt zu verfälschten, sprich zu hohen Blutdruckmessungen. Ausgehend von diesen zu hohen Werten werden diese Patienten dann behandelt, und eine übermäßige Blutdrucksenkung kann die Folge sein. Bei orthostatischer Belastung manifestiert sich diese Hypotonie dann aufgrund der beim älteren Patienten reduzierten Gegenregulationsmechanismen. Mit Hilfe des Osler-Manövers ist es möglich, eine Pseudohypertonie zu diagnostizieren, wenn nämlich bei aufgeblasener Blutdruckmanschette die Arteria radialis noch als Strang zu tasten ist.
Eine weitere Altersveränderung, die zu orthostatischen Hypotonien führen kann, ist die im Alter verminderte Renin-Sekretion. Salz- und Flüssigkeitsrestriktion können ebenso wie eine intensive diuretische Therapie aufgrund der reduzierten Gegenregulation der Niere zu ausgeprägten Blutdruckabfällen führen [4].

Tab. 32: Altershypertonie und orthostatische Dysregulation

> Nicht zu empfehlen: Zentral wirkende Antihypertensiva
>
> Cave: exzessive Diurese, „first-dose effect" bei Alpharezeptorenblockern
>
> Indiziert: Kalzium-Antagonisten mit langsamer Anflutung, ACE-Hemmer in niedriger Anfangsdosis, Betablocker in Ausnahmefällen

Auch jede antihypertensive Substanz kann zu orthostatischer Hypotonie führen. Besonders typisch ist der sognannte First-dose-effect bei Alpharezeptorenblockern, die dosisabhängig bei der Hälfte der Patienten zu ausgeprägten lageabhängigen Blutdruckabfällen führen [4]. Die klinische Erfahrung zeigt, daß Betablocker nur selten zu orthostatischen Problemen führen, ihr breiter Einsatz bei älteren Patienten ist jedoch nicht unproblematisch (s. S. 59).

Literatur

1. Seyer Hansen K. Postprandial hypotension. Br Med J 1977; 2: 1262.
2. Caird FI, Andrews GR, Kennedy RD. Effect of posture on blood pressure in the elderly. Br Heart Journal 1973; 35: 527.
3. Messerli FH. Osler's maneuver, pseudohypertension, and true hypertension in the elderly. Am J Med 1986; 80: 906.
4. Rubin PC Scott PJW, Reid JL. Prazosin disposition in young and elderly subjects. Br J Clin Pharmacol 1981; 12: 401.

6.5 Niereninsuffizienz und Altershypertonie

Eine Niereninsuffizienz gleich welcher Genese schreitet bei gleichzeitig vorliegender Hypertonie schneller fort als bei normalen Blutdruckwerten. Ebenso wie ein erhöhter Blutdruck die Nierenfunktion prognostisch ungünstig beeinflußt, trägt auch die zunehmende Funktionseinschränkung der Niere zu weiter steigenden Blutdruckwerten bei. Dieser Zusammenhang ist als „circulus vitiosus" zu deuten [1, 2]. Der Wert einer antihypertensiven Therapie bei Niereninsuffizienz und Hypertonie ist unbestritten. Während eine Blutdrucksenkung an sich somit in jedem Fall einen günstigen prognostischen Wert zu haben scheint, ist jedoch in den letzten Jahren gezeigt worden, daß eine Nephroprotektion nicht nur von der Blutdrucksenkung abhängt [3]. Möglicherweise sind ACE-Hemmer

und Kalzium-Antagonisten in diesem Zusammenhang Betablockern, Diuretika und zentral wirkenden Antihypertensiva überlegen [4, 5].
In klinischen Untersuchungen erwiesen sich ACE-Hemmer bei der Nephroprotektion von Hypertonikern anderen Antihypertensiva überlegen. Die Progression der Funktionseinschränkung konnte verlangsamt und ein weiterer Kreatininanstieg vermieden werden. Kalzium-Antagonisten haben eine den ACE-Hemmern vergleichbare nephroprotektive Wirkung bei Hypertonie und Niereninsuffizienz.
Bei der Untersuchung der Mikroalbuminurie wurden mit ACE-Hemmern und Kalzium-Antagonisten gleich gute Resultate erzielt [1].
Beim älteren Hypertoniker muß beim Vorliegen einer Niereninsuffizienz in jedem Fall eine Nierenarterienstenose ausgeschlossen werden. Eine blutdrucksenkende Therapie sollte die Nierenperfusion nicht vermindern. Diese Forderung wird von Kalzium-Antagonisten erfüllt.
Unter einer Therapie mit ACE-Hemmern kann es durch den Abfall des Drucks im efferenten Teil des juxtaglomerulären Apparates zu einer Druckminderung im Glomerulum kommen und somit das Kreatinin reversibel ansteigen [7, 8].
Niereninsuffizienz ist jedoch keine absolute Kontraindikation für den Einsatz von ACE-Hemmern. Da die Inzidenz sowohl der Nierenarterienstenose als auch der Niereninsuffizienz aufgrund anderer Ursachen im Alter hoch ist, sollte ca. 7 bis 10 Tage nach dem Beginn einer Therapie mit ACE-Hemmern beim älteren Patienten das Serumkreatinin bestimmt werden.

> Fazit für die Praxis: Bei der Altershypertonie ist die Nierenfunktion häufig eingeschränkt. Eine Blutdrucksenkung kann die weitere Funktionseinschränkung der Niere verlangsamen. Es gibt Hinweise, daß ACE-Hemmer und Kalzium-Antagonisten über die Drucksenkung hinaus einen nephroprotektiven Stellenwert haben.

Literatur

1. Lederle RM. Beeinflussung der Niereninsuffizienz durch antihypertensive Therapie. J Cardiovasc Pharmacol 1992; 20 (suppl 6): 75.
2. Volhard F. Blutdruck und Niere. Dtsch Med Wochenschr 1992; 16: 425.
3. Mrocek WJ, Davidov M, Gavrilovich L, Finnerty FA. The value of aggressive therapy in hypertensive patients with azotenia. Circulation 1969; 40: 893.
4. Reisch C, Mann J, Ritz E. Konversionshemmer in der antihypertensiven Therapie niereninsuffizienter Patienten. Dtsch Med Wochenschr 1987: 112: 1249.
5. Mann J, Reisch C, Ritz E. Use of angiotensin-converting-enzyme inhibitors for the preservation of kidney function. Nephron 1990; 55 (suppl 1): 38.

6. Baba T, Murabayashi S, Hoyagi K, Takebe K. Renal effects of nicardipine in hypertensive type 2 (non-insulin-dependent) diabetic patients with nephropathy. Diabetologia 1987; 30: 4957.
7. Hrick DE, Browning PJ, Kopelman R, Goorno WE, Dzau VJ. Captopril-induced functional renal insufficiency in patients with bilateral renal artery stenoses or renal artery stenosis in a solitary kidney. N Engl J Med 1983; 308: 373.
8. Chrysant SG, Dunn M, Marples D, De Masters K. Severe reversible azotemia from captopril therapy. Arch Intern Med 1983; 143: 437.

6.6 Chronische Lungenerkrankungen und Therapie der Hypertonie im Alter

Chronisch-obstruktive Lungenerkrankungen wie chronische Bronchitis, Lungenemphysem und Asthma bronchiale schränken die Auswahl möglicher Antihypertensiva bei der Altershypertonie ein. Schwere Atemwegsobstruktionen als Nebenwirkung der antisympathikotonen Substanzen sind die Ursache für die ausgesprochene Zurückhaltung beim Einsatz von Betablockern in Deutschland. Auch wenn Betablocker sinnvoll wären - wie zum Beispiel nach einem Herzinfarkt - kommen sie bei älteren Patienten kaum zum Einsatz.
Bei Altershypertonie mit gleichzeitigem Vorliegen einer Lungenerkrankung sind Betablocker und zentral wirkende Antisympathikotonika nicht angezeigt. ACE-Hemmer können wegen des nicht selten auftretenden Reizhustens zu einer Verschlechterung der pulmonalen Situation führen. Kalzium-Antagonisten und Diuretika bieten sich in diesem Zusammenhang an. Es gibt erste Hinweise [1], daß Dihydro-pyridin-Kalzium-Antagonisten möglicherweise bronchodilatierend wir-ken könnten (z.B. Nifedipin, Nilvadipin).
Weiterhin gibt es Befunde, daß Allgemeinmaßnahmen, die den Blutdruck senken, auch bronchodilatierend wirken (z.B. Kochsalzreduktion).

> Fazit für die Praxis: Bei chronisch-obstruktiven Lungenerkrankungen sind Betablocker kontraindiziert, ACE-Hemmer können wegen des Reizhustens Probleme bereiten. Empfohlen werden Kalzium-Antagonisten und Diuretika.

Literatur

1. Schwartzstein RS, Fanta CH. Orally administered nifedipine in chronic stable asthma. Am Rev Respir Dis 1986; 134: 262.

7. Therapie neurologisch-psychiatrischer Ausfallserscheinungen bei Hypertonie im Alter

7.1 Akute zerebrale Gefäßinsulte (Ischämien)

Die Behandlung hat in der Regel klinisch zu erfolgen. Je nach Intensität der Symptomatik ist auch intensivmedizinische Behandlung indiziert. Die jeweilige therapeutische Maßnahme hat sich an der Pathogenese des aktuellen Krankheitsbildes zu orientieren. Der Typ des zerebralen Insults und die Art der Angiopathie müssen abgeklärt werden.
Grundsätzlich sind hämorheologische Maßnahmen indiziert, z.B. die Absenkung des Hämatokrits bei einem ischämischen Insult, wodurch die Fließeigenschaften des Blutes verbessert werden und es vor allem zu einer Optimierung der Kollateralversorgung des minderdurchbluteten Areals kommt. Das kann z.B. durch isovolämische Hämodilution oder durch Substanzen mit hämorheologischer Wirkung, z.B. Pentoxifylin, geschehen. Bei bestehender Hypertonie muß der Blutdruck abgesenkt werden (s. Kap. 6). Bei bestehender Herzinsuffizienz ist ein Digitalispräparat indiziert.
Nach überstandener akuter Erkrankungsphase ist eine auf die evtl. verbliebene Restsymptomatik gezielte Rehabilitationsbehandlung in einer Spezialklinik erforderlich.

7.2 Chronisch-progrediente zerebrale Durchblutungsstörungen

Wichtig ist die gezielte Behandlung derjenigen Erkrankungen, die die zerebralen Durchblutungsstörungen hervorgerufen und unterhalten haben.
Das gilt insbesondere für die kardiovaskulären Erkrankungen, vor allem für die Altershypertonie (s. Kap. 5). Es muß aber auch an die bei älteren Menschen häufig bestehende Dehydratation gedacht werden, die den allgemein-körperlichen Zustand und eine präexistente Demenz verschlimmert haben können.
Gleichzeitig sind pharmakogene Faktoren zu berücksichtigen, da viele ältere Menschen häufig in einer später nicht mehr nachvollziehbaren Weise mit einer großen Zahl von Medikamenten behandelt werden, die

Therapie neurologisch-psychiatrischer Ausfallserscheinungen

Tab. 33: Verhaltensvorschläge für den Umgang mit psychogeriatrischen Patienten

---

Hinsehen.

Ruhig zuhören.

Vorsichtig fragen.

Nicht vorschnell trösten.

Dem Patienten deutlich machen, daß man die geschilderten Beschwerden als faktisch vorhanden akzeptiert.

Nach der Untersuchung sachlich die Ergebnisse mitteilen.

Die Art der Erkrankung mit einfachen Worten erklären (wenn möglich, auch den begleitenden Angehörigen).

Fragen von Patienten (und Angehörigen) verständlich beantworten.

Keine widersprüchlichen und mißverständlichen Äußerungen tätigen, d.h. nicht „laut denken".

Die geplanten Behandlungsmethoden kurz darstellen.

Die eigenen realistischen Erwartungen in die Behandlung aufzeigen.

Mit sich über alles, was in der Behandlung geschieht, diskutieren lassen.

Keine eiligen und vorschnellen Versprechungen hinsichtlich der eventuell notwendigen Dauer der Behandlung äußern.

Keine Selbstüberschätzung hinsichtlich der ärztlich-therapeutischen Möglichkeiten zeigen.

Nicht ungeduldig werden wie eventuell der Patient und seine Angehörigen.

Zuversicht und Konstanz zeigen.

---

insgesamt negative Einflüsse auf die kognitiven Funktionen des Patienten ausüben können.

Grundsätzlich können ältere Menschen, auch diejenigen mit einem vaskulär bedingten Demenzsyndrom, in gleicher Weise wie jüngere Kranke mit den bekannten therapeutischen Methoden behandelt werden.

Chronisch-progrediente zerebrale Durchblutungsstörungen

Es sind jedoch wegen der typischen altersbedingten körperlichen und seelischen Verfassung des älteren Menschen spezielle Kenntnisse der Altersmedizin und der Alterspsychologie erforderlich, gleichgültig, ob somato- und/oder psychotherapeutische Verfahren angewendet werden. Die jeweilige Behandlung muß der Situation, d.h. der geistig-seelischen und körperlichen Verfassung des Patienten, angepaßt sein.

Wichtigste Voraussetzung für einen therapeutischen Erfolg bei einem Patienten mit einer sich progredient entwickelnden Erkrankung - gleichgültig welcher Genese - ist eine positive Arzt-Patienten-Beziehung. Hierzu wird die Grundlage bereits beim Kennenlernen, d.h. in der diagnostischen Phase des Kontaktes, gelegt. In dieser Zeit werden die Weichen für ein gutes „therapeutisches Klima" gestellt.

Es erfordert Geduld, Einfühlungsvermögen, Sachlichkeit und Besonnenheit, mit dementen Patienten und deren Familienangehörigen umzugehen. Die evtl. schon länger andauernde Erkrankung des Familienmitgliedes hat das gemeinsame Leben oft negativ beeinflußt. Die Reaktionen der Angehörigen können zwischen Anteilnahme und Unverständnis schwanken, manchmal auch durchsetzt von Ungeduld und Gereiztheit gegenüber dem Patienten (und dem Arzt). Dennoch sollte man sich intensiv um die Mitarbeit der Familienangehörigen bemühen. Sie sind die besten Co-Therapeuten und Garanten für eine gute Compliance.

In Tab. 33 sind Vorschläge für den Umgang mit psychogeriatrischen Patienten und deren Angehörigen zusammengestellt.

Weiterhin sollte im Umgang mit Patienten, die unter Demenzsymptomen leiden, auf folgendes geachtet werden:

- Daß mit dem Patienten in einfachen, kurzen Sätzen gesprochen wird.
- Dieses in einem klaren, bestimmten Ton auf der Erwachsenenebene.
- Das Gesagte muß wiederholt werden, wenn der Eindruck besteht, daß der Patient es nicht verstanden hat.
- Es muß Geduld gezeigt und dem Patienten Gelegenheit zu Rückfragen und kritischen Bemerkungen gegeben werden.
- Zu bevorzugen ist ein insgesamt fürsorglich-bestimmender Umgang mit dem Patienten.
- Immer wieder sollte Verständnis für die Sorgen und Probleme des Patienten gezeigt werden.
- Zu achten ist auch auf die das Krankheitsbild möglicherweise verschleiernden Kompensationsstrategien im Verhalten des Patienten.
- Positive Behandlungseffekte sind wahrzunehmen und in verbalem und nonverbalem Verhalten zu würdigen.
- Jede Überforderung des Patienten sollte vermieden, jedoch seine Leistungsfähigkeit gleichzeitig nicht unterschätzt werden.

Therapie neurologisch-psychiatrischer Ausfallserscheinungen

- Auch wenn man weiß, daß das Krankheitsbild chronisch fortschreiten wird, dürfen die eigenen hoffnungslos resignierenden Überlegungen für den Patienten nicht zu erkennen sein.
- Es ist zu bedenken, daß für einen älteren Menschen jeder Tag mit relativ guter Lebensqualität ein großer Gewinn angesichts der ihm noch verbleibenden Lebenszeit ist.

Bei multimorbiden Patienten mit Demenzsyndromen ist davon auszugehen, daß mehrere Medikamente notwendigerweise parallel eingenommen werden müssen. Eine größere Zahl dieser Medikamente bewirkt kognitive Defizite oder steigert diese, wenn sie bereits vorher vorhanden waren.
Die beste Kontrolle über Therapie und Risiken erhält man, wenn ein sogenannter Gesamtbehandlungsplan erstellt wird. Dieser muß im Laufe der Behandlung individuell angepaßt und moziert werden. Nur so kann Polypragmasie und damit auch eine schädigende Wirkung unnötig verordneter Medikamente vermieden werden. Die therapeutischen Maßnahmen müssen gerade bei älteren Menschen ganzheitlich orientiert sein. Je nach Situation und Krankheitsbild muß zusätzlich zur medikamentösen Therapie versucht werden, psycho-, sozio- und milieutherapeutische sowie andere nichtmedikamentöse Behandlungsverfahren in ausgewogener Weise einzusetzen.
Bei Patienten mit einer Altershypertonie und gleichzeitig bestehendem Demenzsyndrom ist primär die Altershypertonie als die sehr wahrscheinliche Grunderkrankung zu behandeln (s. Kap. 6). Die außerdem bei dem Patienten vorliegenden Störungen sind unter rationalen Gesichtspunkten therapeutisch anzugehen.
Sogenannte Nootropika werden bei älteren Menschen häufig verordnet. Das sind Arzneimittel, die die Hirnfunktionen des Menschen, wie Denken, Gedächtnis, Auffassung, Aufmerksamkeit, Konzentrations- und Lernfähigkeit, Orientierung und Urteilsvermögen sowie beeinträchtigte soziale Alltagsaktivitäten verbessern sollen. Es handelt sich um heterogene, pharmakologisch unterschiedlich definierte Arzneistoffe, die auch unterschiedliche Wirkungsmechanismen haben.
Man vermutet, „daß die Nootropika noch funktionsfähige Nervenzellverbände zu optimaler Leistung anregen (Stabilisierung der adaptiven Kapazität) oder vor pathologischen Einflüssen (z.B. Störung des zerebralen, energetischen oder Transmitter-Metabolismus) schützen können" („protektive Kapazität"; BENKERT und HIPPIUS 1996). Dadurch kann bei Demenzsyndromen häufig eine leichte Besserung und vielleicht auch eine Stabilisierung der Symptomatik auf dem durch die Therapie erreichten Niveau möglich sein, also die Progredienz eines Demenzsyndroms verlangsamt oder verhindert werden.
Die Indikation für die Behandlung mit Nootropika richtet sich primär nach

Chronisch-progrediente zerebrale Durchblutungsstörungen

Tab. 34: Nootropika (Hirnstoffwechselpräparate, sogenannte vasoaktive Substanzen, Antihypoxidotika)

„generic name"	Handelsnamen (Auswahl)
Bencyclan	Fludilat®
Buflomedil	Bufedil®, Defluina peri®
Cinnarizin	Giganten®, Stutgeron®, Cinnacet®
Cyclandelat	Spasmocyclon®, Natil®
Dextran 40	Rheomacrodex®, Onkovertin N®, Longasteril®, Rheofusin®
Dihydroergotoxin bzw. -cristin	Hydergin®, Circanol®, Dacoren®, DCCK®, Defluina®, Ergoplus®, Orphol®
Ginkgo-biloba	Tebonin®, Rökan®
Meclofenoxat (Centrophenoxin)	Helfergin®
Memantin	Akatinol®
Naftidrofuryl	Dusodril®, Naftilong®
Nicergolin	ergobel®, Memoq®, Sermion®
Nikotinsäure/-derivate	Complamin®, Ronicol®, Cosaldon®, Niconacid®
Nimodipin	Nimotop®
Organpräparate	Actihaemyl®, Actovegin®, Cerebrolysin®, Voltil®
Piracetam	Normabrain®, Nootrop®
Pyritinol	Encephabol®
Raubasin	Lamuran®
Vincamin	Pervincamin®, Equipur®, Esberidin®, Vincapront®
Vinpocetin	Eusenium®
Viquidil	Desclidium®

syndromalen Kriterien, da die meisten dieser Substanzen nach klinischer Erfahrung keine pathogenetische Spezifität besitzen.

Folgende Wirkungsmechanismen werden diskutiert:
Modulation der zerebralen Neurotransmission, Aktivierung des neuronalen Energiestoffwechsels, Verbesserung der intrazellulären Ca-Homöostase, Verbesserung der zerebralen Durchblutung bzw. der Fließeigenschaften des Blutes.
In Tab. 34 sind die z. Z. als Nootropika angebotenen Substanzen aufgeführt.
Die Beurteilung ihrer Wirksamkeit und damit eine Empfehlung zur Anwendung der einen oder anderen Substanz ist außerordentlich schwierig. Man stützt sich im allgemeinen auf die Ergebnisse klinischer Beobachtungen. Der Nachweis einer Wirksamkeit ist dann gegeben, wenn bei der Behandlung einer Demenz auf jeder der folgenden drei Beobachtungsebenen positive Veränderungen zu erkennen sind:

1. Psychopathologischer Befund,
2. Objektivierende Leistungsverfahren (Testpsychologie),
3. Verhaltensänderungen im Rahmen der Alltagsaktivitäten.

Nicht alle nach diesen Kriterien überprüften Präparate zeigen positive Effekte, d. h., ihre Wirksamkeit ist in Frage zu stellen. Lediglich sechs Substanzen erfüllen (z. T. nur mit Einschränkungen) die o.g. Kriterien. Das sind Piracetam, Pyritinol, Dihydroergotoxin bzw. -cristin, Nimodipin, Nicergolin und Ginkgo-biloba.
Ist mit einem Präparat nach 4-6 Wochen konstanter Einnahme ein positiver Behandlungseffekt evident, rechtfertigt dieses bei der in der Regel chronisch-progredienten Verlaufsform der Erkrankung eine Langzeitbehandlung über Monate. Zeigt ein Präparat nach längstens zwei Monaten keinen Effekt, sollte es abgesetzt und evtl. durch ein anderes Nootropikum ersetzt werden.
Häufig treten bei dementen Patienten, gleichgültig welcher Genese, depressive Verstimmungszustände auf. In diesem Fall sollte in einem von Anfang an psychotherapeutisch orientierten Gespräch der Versuch unternommen werden, mögliche Ursachen für den Verstimmungszustand des Erkrankten zu eruieren. Gelingt dieses nicht, ist die Verordnung von Antidepressiva indiziert. Dabei sollte insbesondere auf die allgemeinen und altersspezifischen Kontraindikationen geachtet werden. Die Wahl des Antidepressivums richtet sich nach der psychopathologischen Syndromgestaltung des depressiven Krankheitsbildes. Die Pharmakodynamik und -kinetik bei älteren Menschen ist verändert, d. h., es ist initial nur ein Drittel bis zur Hälfte der normalen, allgemein empfohlenen Dosis zu verordnen. Mögliche Interaktionen mit anderen, notwen-

digerweise verordneten Medikamenten sollten beachtet werden. Es sollten einfache Einnahmeschemata vorgeschlagen werden. Zu warnen ist bei der heute gegebenen Möglichkeit der Therapie mit modernen Antidepressiva vor trizyklischen Antidepressiva, die eine starke anticholinerge Wirkung haben. Diese Wirkung kann die Demenzsymptomatik noch steigern. Am besten haben sich die neuen selektiven Serotonin-Reuptake-Hemmer, z.B. Paroxetin, oder der moderne reversible MAO-Hemmer Moclobemid bewährt.
Bei ängstlicher Unruhe und Erregung - ein Zustand, der gerade bei vaskulär dementen Patienten gelegentlich auftreten kann - ist es wichtig, zuerst nach Krankheiten im somatischen Bereich zu suchen, z.B. akute Infektionen, Diabetes mellitus, Herzinsuffizienz, Anämien, Hypo- und Hyperthyreosen, Nierenfunktions- und Elektrolytstörungen. Auch der Entzug von Alkohol, Sedativa und Hypnotika sowie eine Medikamententoxizität anderer Arzneimittel kann zu akuten deliranten Episoden führen.
In dieser Situation ist es wichtig, den Erkrankten in einer ihm bekannten Umgebung zu belassen, weil sich ein Dementer dort am ehesten zurechtfindet. Die evtl. vorliegenden körperlichen Störungen sollten systematisch behandelt werden. Bei stärkerer Unruhe ist die Gabe von 1-2 mg Haloperidol oder 25-50 mg Melperon als Einzeldosis indiziert. Vorsicht bei der Gabe von blutdrucksenkenden Hypnotika und/oder anderen Psychopharmaka (z.B. sedierend wirkenden, schwach antipsychotisch wirksamen Neuroleptika oder sedierend wirkenden Antidepressiva).
Bei Ineffektivität der genannten Maßnahmen sollte die Einweisung in stationäre psychiatrische Behandlung erfolgen. Bei schweren akuten Verwirrtheitszuständen ist die sofortige Einweisung in eine intensiv überwachte Station eines psychiatrischen Krankenhauses indiziert.
Bei akut auftretenden Ängsten kann neben beruhigend-entspannendem Einwirken und ruhiger, sachlicher Gesprächsführung des Arztes eine einmalige Verordnung von 3-5 mg Diazepam durchaus indiziert sein.
Treten im Rahmen eines vaskulär bedingten Demenzsyndroms psychotische oder Wahnsymptome auf, ist die Verordnung eines Neuroleptikums, am besten Haloperidol in einer Dosis von 3 x 2 bis 3 mg pro Tag, indiziert.
Schlafstörungen sollten keinesfalls mit sedierenden, die Kreislauffunktionen, insbesondere den Blutdruck senkenden Psychopharmaka behandelt werden. Hier eignen sich am besten nur relativ kurz wirkende Hypnotika vom Benzodiazepin-Typ, z.B. Zolpidem, Zopiclon oder Lormetazepam. Zu warnen ist vor Hypnotika mit langer Eliminationshalbwertszeit, insbesondere dann, wenn sie regelmäßig eingenommen werden. Es kommt zu einer Kumulation der Substanzen und zur Steigerung der Nebenwirkungen, vor allem zu Müdigkeit tagsüber und

zu Muskelrelaxierung, die gerade beim älteren Menschen auch zu Sturzverletzungen führen können.

Über den Rahmen der medikamentösen Intervention hinaus wird der behandelnde Arzt oft vor die Frage gestellt, ob ein dementer Patient im Rahmen der häuslichen Pflege noch in hinreichender Weise versorgt werden kann. Nach einer nüchternen Nutzen-Risiko-Abwägung hat er einerseits eine Krankenhauseinweisung akut zu veranlassen, aber andererseits auch Hilfe bei der häuslichen Pflege zu organisieren oder auch eine Einweisung in ein Alters- oder Pflegeheim durchzuführen. Hier ist sowohl das Wohl des Patienten als auch die Belastbarkeit der (häufig überforderten) Familie zu beachten.

Eine weitere Schwierigkeit, die bei älteren Menschen mit einem Demenzsyndrom immer wieder auftaucht, ist die Frage nach der Eignung zum Führen von Kraftfahrzeugen. Häufig haben Angehörige und/oder der behandelnde Arzt Bedenken hinsichtlich der Fahrtüchtigkeit eines Patienten. In dieser Situation ist dringend Aufklärung und Belehrung des Patienten angezeigt. Das gilt insbesondere dann, wenn nicht nur die berechtigten Belange des Patienten, sondern auch die Gefährdung der allgemeinen Verkehrssicherheit zu berücksichtigen sind. Ist der Erkrankte trotz intensiven ärztlichen Bemühens unbelehrbar und uneinsichtig, wird der Arzt letztlich gezwungen sein, behördliche Maßnahmen zu veranlassen. Die Frage der Verkehrstauglichkeit kann in Zweifelsfällen durch eine eingehende psychiatrische Untersuchung geklärt werden. Auch testpsychologische Untersuchungen sind insbesondere dann indiziert, wenn - wie bei älteren Menschen häufig - Wahrnehmungsfunktionen und sensomotorische Reaktionen reduziert sind. Ergibt die sorgfältige Untersuchung, daß erhebliche Einschränkungen in den genannten Bereichen vorliegen, muß von Fahruntüchtigkeit ausgegangen werden.

Literatur

1. BENKERT O, HIPPIUS H. Psychiatrische Pharmakotherapie. 6. Aufl. Springer: Berlin, Heidelberg, New York 1996.
2. DIENER HC. Klinik und Therapie zerebraler Durchblutungsstörungen. Edition Medizin: Weinheim 1990.
3. DIENER HC. Zerebrale Ischämie. In: BRANDT T, DICHGANZ J, DIENER HC (Hrsg.). Therapie und Verlauf neurologischer Erkrankungen. 2. Aufl. Kohlhammer: Stuttgart, Berlin, Köln 1993.
4. POECK K. Neurologie. 8. Aufl. Springer: Berlin, Heidelberg, New York 1992.
5. POREMBA M. Demenzen. In: In: BRANDT T, DICHGANZ J, DIENER HC (Hrsg.). Therapie und Verlauf neurologischer Erkrankungen. 2. Aufl. Kohlhammer: Stuttgart, Berlin, Köln 1993.
6. RIEDERER P, LAUX G, PÖLDINGER W (Hrsg.). Neuro-Psychopharmaka. Ein Thera-

pie-Handbuch. Bd. 5. Parkinsonmittel und Nootropika. Springer: Wien, New York 1992.
7. RUDOLF GAE. Der psychogeriatrisch Kranke in der ärztlichen Sprechstunde. Vieweg: Braunschweig, Wiesbaden 1993.
8. RUDOLF GAE. Therapieschemata Psychiatrie. 3. Aufl. Urban und Schwarzenberg: München, Wien, Baltimore 1996.

8. Stichwortverzeichnis

A

ACE-Hemmer   63, 74, 91, 93, 97, 99, 102, 104
Acetylsalicylsäure   96, 100
Adipositas   87, 88
Akkumulation   72
Akkumulationsgefahr   71
Aldosteron   32
Alkalose, metabolische   80
Alkohol   67
Allgemeinmaßnahmen   66
Alphablocker   84, 91, 100
Alpharezeptoren   24, 26
Alpharezeptorenblocker   83, 102
Altersgrenze   70
Altersherz   19
Altershypertonie   16, 61, 62
- Behandlungsindikationen   66
- Definition   5
- Diagnostik   64
- Prävalenz   9
Amilorid   61, 80
Amlodipin   77
Anamnese   64
Angiotensin II   98
Angiotensin-II-Rezeptor   86
Antihypertensiva, zentrale   63
Aortenklappeninsuffizienz   7
Aortenstenose   19
Arterien   19
Arteriolen   19
Asthma bronchiale   104

Atenolol   58, 61
Atherosklerose   64
Ausdauersport   91, 92
Australian National Blood Pressure Study   55

B

Barorezeptoren   21, 101
-reflex   21, 84, 101
-sensitivität   72
-funktion   15
Begleiterkrankung   68
Behandlungsindikationen   66
Benzothiazepine   77
Betablocker   58, 61, 63, 74, 79, 82, 91, 93, 95, 96, 97, 98, 99, 102
Betarezeptoren   24, 26
- Sensitivität von   24
Bewegungsmangel   87
Biguanide   92
Blutdruck   7
- isoliert systolischer   26
-amplitude   25, 26
-messung   64
-messung, ambulante 24 h   64
-variabilität   25, 26
Blutfluß, renaler   27
Blutvolumen   15
Body-Mass-Index   90
Bradykinin   86
Bronchitis, chronische   104

Stichwortverzeichnis

C

cAMP 24
Chlorthalidon 60
Cholesterin 89, 90
-spiegel 91
Clonidin 85
Compliance 19, 26, 69, 78
Cortisol im 24 h-Urin 32

D

Diabetes 82
Diabetes mellitus 77, 92, 101
Dihydropyridin 76, 77, 78, 96, 97
Diltiazem 76, 96, 97
Diuretika 61, 63, 74, 79, 91, 93, 94, 99, 104
- kaliumsparende 79
Dysregulation, orthostatische 101

E

Echokardiographie 64
Effekte, antiatherosklertische 63
Eikosanoidstoffwechsel 80
Elektrolyte 27, 64
Elelektrokardiogramm 64
Endothel 26
endothelabhängig 91
Endpunkte, primäre 56
Endpunkte, sekundäre 56
Ergotismus 100
European Working Party on Hypertension in the Elderly 57

F

Familienanmnese 64

Fehlregulation, orthostatische 101
Felodipin 77
Fettstoffwechselstörungen 99
Filtrationsfraktion 29
Filtrationsrate, glomeruläre 28, 85
First-dose-effect 84, 102
Framingham-Studie 9, 16, 94
Furosemid 79

G

Gefäßcompliance 63
Gefäßelastizität 19
Gefäßmuskelzellen 88
Gefäßselektivität 77, 78, 96
Gefäßwiderstand 15
Gefäßwiderstand, peripherer 14
Gegenregulation 77, 79
Gesamtmortalität 58
Gewichtsabnahme 91, 92
Gewichtsreduktion 67
Glukose 82
-intoleranz 80
-toleranzstörung 87, 88, 101
Guanethidin 85
Gynäkomastie 81

H

HDL-Cholesterin 84, 87, 88, 91
Herzerkrankung, koronare 16, 93
Herzfrequenz 23, 82
Herzinfarkt 60
Herzinsuffizienz 79, 93, 94, 95, 96
Herzkrankheit, koronare 74, 96, 98
Herzminutenvolumen 15, 16, 23, 27, 82, 97, 98

Herzzeitvolumen 14, 28, 85, 97
Heureka-Studie 10, 89
high-renin-Hypertonie 30
Hydralazin 100
Hydrochlorothiazid 58, 61, 79
Hyperaldosteronismus, primärer 80
Hypercholesterin 87
-ämie 90
Hyperglykämie 92
Hyperinsulinämie 87, 88, 89, 92
Hyperkalziämie 80
Hyperthyreose 7
Hypertonie 92, 93
- diastolische 62
- endokrine 31
- isolierte systolische 6, 7, 10, 15, 60, 62
- milde 62
- milde arterielle 6
- mittelschwere arterielle 6
- primäre 14
- renale 31
- renovaskuläre 32
- schwere arterielle 6
- sekundäre 31
Hypertonieform, sekundäre 14
Hypertoniker 89, 91
Hypertrophie des linken Ventrikels 19
Hypertrophie, linksventrikuläre 98, 99
Hyperurikämie 80
Hypokaliämie 67, 74, 79, 80
Hypotonie, orthostatische 7, 67, 69, 84, 101
Hypotonie, postprandiale 101

I

Insulinresistenz 87, 88, 89, 91, 92, 93
Insulinsensitivität 92

Intima/Media-Dicke 26
Inzidenz kardiovaskulärer Ereignisse 16
Isoprenalin 24
Isradipin 77

K

Kalium 30
Kalzium-Antagonisten 63, 77, 78, 91, 93, 95, 96, 97, 98, 99, 100, 102, 103, 104
Karotissinus, hypersensitiver 22
Katecholamin 24, 32, 98
Kreislaufregulation 19

L

LDL-Cholesterin 84, 91
Lebenserwartung 13
Lebensqualität 68
Lebensstil 66
Linksherzhypertrophie 15
Linksherzversagen 93
Lipid 74
-profil 82
-stoffwechsel 84
-stoffwechselstörung 77, 80
Losartan 86
low-renin-Hypertonie 30
Lungenemphysem 104
Lungenerkrankung, chronisch-obstruktive 96, 97, 104

M

M. Parkinson 101
M. Raynaud 100
Masse, linksventrikuläre 19
Media, muskuläre 20
Medical Research Council 61

Stichwortverzeichnis

Medulla oblongata 21
Methyldopa 85
Metoprolol 58
Mineralokortikoide 30
Mitteldruck 26
Monotherapie, sequentielle 69
Myokardinfarkt 58, 63

N

Nachlastsenkung 94
Natrium-Rückresorption 88
Nebennierenrinden-
 hyperplasie 80
Nephrolithiasis 81
Nephropathie 93
Nephroprotektion 102
Nervensystem, sympathi-
 sches 101
Nervensystem, vegetatives 23
Nicardipin 77
Nierenarterienstenose 32, 103
Nierendurch-
 blutung 15, 27, 28, 82
Nierenfunktion 27, 78
Niereninsuffizienz 67, 79,
 102, 103
Nifedipin 76, 96, 97, 104
Nilvadipin 77, 104
Nimodipin 77
Nisoldipin 77
Nitrendipin 77
Noradrenalin 24, 82
-spiegel 24

O

Organperfusion 68
Orthostase 64
Orthostaseproblematik 72
orthostatisch 21
Osler-Manöver 101

P

Pathogenese 14
- der Altershypertonie 24
Pathophysiologie der Kreislauf-
 regulation 24
Pharmakokinetik 71
Phenylalkylamine 77
Pindolol 58
Plasma-Renin-Aktivität 30, 85
Plasmanoradrenalin 24
Praxismessungen 7
Prinzmetal-Angina,
 vasospastische 97
Problem, orthostatisches 102
Prostaglandin 30
Pseudohypertonie 101

Q

Quotient Media/Lumen 20

R

Reizhusten 104
Remodelling 20
Renin 32, 82
Renin-Angiotensin-Aldosteron-
 System 30
Reserpin 85
Retinopathie, hypertensive 7
Risiko, kardiovaskuläres 66
Risikofaktoren 5

S

Salz 30
-restriktion 67
Schlaganfall 17, 58, 60, 61
Schleifendiuretika 79
Selbstmessungen 7

Serum-Cholesterin 88, 89
shear stress 26
SHEP-Studie 17, 26, 60
Shy-Drager-Syndrom 101
Sinusarrhythmie,
 respiratorische 23
Sinusknoten 23
SOLVD-P-Studie 94
Spironolacton 80
Stickstoffmonoxid (NO) 86
STOP-Studie 17, 58
Strömungsgeräusch,
 paraumbilikales 64
Sympathikotonus 14, 15,
 6, 23, 24, 30, 88
Sympathikus 21, 24, 84,
 101
Syndrom, metabolisches 87,
 89, 92, 96

T

Therapie, individualisierte 69
Thiazid 79, 80
Ticlopidin 100
Training, körperliches 67
Triamteren 79, 81
Triglycerid 88
Trimanteren 80

U

Übergewicht 99

V

Vagotonus 23, 101
Vagus 21
Vasodilatation 80
Verapamil 76, 96, 97
Verschlußkrankheit, periphere
 arterielle 17, 99
VLDL-Cholesterin 91
Volumenreduktion 80

W

Waist-hip-ratio 91
WHO-Stadien der Hypertonie 7
Widerstand, peripherer 14, 15,
 25, 26, 78, 85, 97
Widerstandsgefäße 19
Windkesselfunktion 7, 15, 22

Z

Zielblutdruck 70

Klinge Pharma, München

Nivadil®
Nivadil® forte
Wirkstoff: Nilvadipin

Zusammensetzung:
1 Retardkapsel Nivadil enthält 8 mg Nilvadipin, eine Retardkapsel Nivadil forte enthält 16 mg Nilvadipin.

Hilfsstoffe:
Mikrokristalline Zellulose, Maisstärke, Polyvidon, Croscarmellose-Natrium, Farbstoffe E171, E172.

Anwendungsgebiete:
Essentielle Hypertonie.

Gegenanzeigen:
Überempfindlichkeit gegen Nilvadipin; Herz-Kreislauf-Schock; Aortenstenose; schwere Niereninsuffizienz (Kreatinin-Clearance < 30 ml/min: bisher keine Erfahrungen); Schwangerschaft und Stillzeit. Vorsicht bei ausgeprägter Hypotonie (systol. Blutdruck < 90 mmHg) und dekompensierter Herzinsuffizienz.

Nebenwirkungen:
Begleiterscheinungen können insbesondere zu Beginn der Behandlung auftreten. Gelegentlich sind dies Kopfschmerzen, Flush und Wärmegefühl, Tachykardie, Palpitation, periphere Ödeme, Schwindel Müdigkeit, zentralnervöse, muskulo-skeletale und Magen-Darm-Beschwerden; selten Erbrechen, Hautreaktionen, visuelle Beschwerden, Atemnot und Ohrensausen. In Einzelfällen Appetitsteigerung, Gewichtszunahme, Nackenschmerzen, Druckgefühl im Brustbereich, stenokardische Beschwerden, Parästhesien, Kreislauffehlregulation, Hals-Nasen-Beschwerden, Veränderung von Laborparametern und des Blutbildes, Potenzstörung, Haarausfall, allergische Hautreaktionen, Leberfunktionsstörungen folgende Nebenwirkungen sind äußerst selten bei Arzneimitteln der gleichen Stoffgruppe beobachtet worden, bisher jedoch nicht unter Nivadil/-forte: Gingiva-Hyperplasie und Gynäkomastie (nach Absetzen reversibel). Das Reaktionsvermögen kann eingeschränkt sein. Die Behandlung mit diesem Arzneimittel bedarf der regelmäßigen ärztlichen Kontrolle. Wechselwirkungen: Blutdrucksenkende Medikamente und trizyklische Antidepressiva (Wirkungsverstärkung); β-Rezeptorenblocker (Herzleistungsschwäche; bisher keine negativ inotrope Wirkung bei β-Rezeptorenblockern in Kombination mit Nilvadipin gesehen); Digoxin (mögliche Plasmaspiegelerhöhung); Cimetidin (mögliche Nilvadipin-Plasmaspiegelerhöhung). Strukturverwandte Arzneimittel können Wirkung von Antiarrhythmika (Amiodaron, Chinidin) verstärken. Bei Arzneimitteln der gleichen Wirkstoffgruppe in Einzelfällen Abfall des Chinidin-Plasmaspiegels.

Dosierungsanleitung:
1x1 Nivadil täglich (1 x 8 mg Nilvadipin). Steigerung auf 1x1 Nivadil forte möglich (16 mg Nilvadipin), nicht bei Leberzirrhose. Dosierung individuell festlegen.

Handelsformen und Preise:
Nivadil:
30 Retardkapseln	DM	55.18
50 Retardkapseln	DM	86.57
100 Retardkapseln	DM	159.48

Nivadil forte:
30 Retardkapseln	DM	77.41
50 Retardkapseln	DM	121.43
100 Retardkapseln	DM	223.69

Stand: Juli 1996

Under License of Fujisawa Pharmaceutical Co., Ltd. Osaka, Japan.

KLINGE PHARMA
81673 München

MIX
Papier aus verantwortungsvollen Quellen
Paper from responsible sources
FSC® C105338

If you have any concerns about our products,
you can contact us on
ProductSafety@springernature.com

In case Publisher is established outside the EU,
the EU authorized representative is:
**Springer Nature Customer Service Center GmbH
Europaplatz 3, 69115 Heidelberg, Germany**

Printed by Libri Plureos GmbH
in Hamburg, Germany